Asmaa Abd El-Hady
Wael H Kamel

Endodontia regenerativa

Asmaa Abd El-Hady
Wael H Kamel

Endodontia regenerativa

Influência dos protocolos de irrigação na libertação do factor de crescimento e no comportamento celular

ScienciaScripts

Imprint
Any brand names and product names mentioned in this book are subject to trademark, brand or patent protection and are trademarks or registered trademarks of their respective holders. The use of brand names, product names, common names, trade names, product descriptions etc. even without a particular marking in this work is in no way to be construed to mean that such names may be regarded as unrestricted in respect of trademark and brand protection legislation and could thus be used by anyone.

Cover image: www.ingimage.com

This book is a translation from the original published under ISBN 978-620-4-98278-6.

Publisher:
Sciencia Scripts
is a trademark of
Dodo Books Indian Ocean Ltd. and OmniScriptum S.R.L publishing group

120 High Road, East Finchley, London, N2 9ED, United Kingdom
Str. Armeneasca 28/1, office 1, Chisinau MD-2012, Republic of Moldova, Europe
Printed at: see last page
ISBN: 978-620-5-97277-9

Conteúdo

Para a minha família...

Os meus **pais;** obrigado por estarem presentes todos os dias com o amor e a orientação de que precisei. Querido **irmão**, tenho sorte em ter-te na minha vida. Meus queridos filhos, **Omar** e **Salma,** embora tenham sido afectados de todas as formas possíveis por esta missão, a vossa presença é verdadeiramente o meu tesouro mais valioso, vocês são o meu amor e a minha vida!

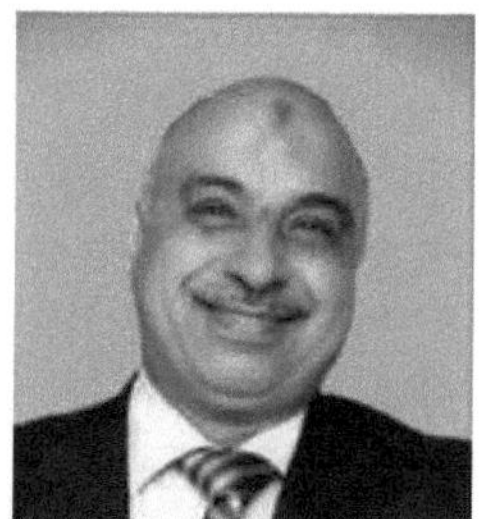

Dr. Wael Hussein Kamel

Professor de Endodontia, Faculdade de Medicina Dentária para Raparigas, Universidade Al-Azhar, Cairo, Egipto. Chefe do Departamento de Endodontia da Faculdade de Medicina Oral e Dentária, Universidade do Futuro no Egipto (FUE).

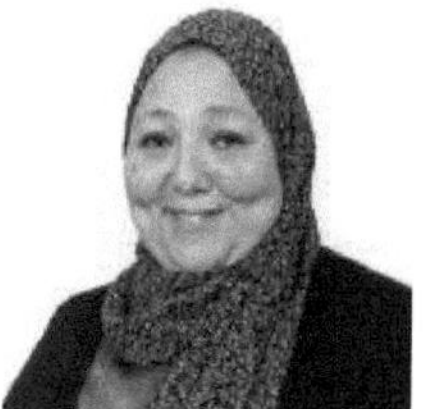

Dra. Dina Sabry Abdel Fatah

Professor de Bioquímica Médica e Biologia Molecular, Faculdade de Medicina, Universidade do Cairo, Cairo, Egipto. Director do Departamento de Bioquímica e Biologia Molecular, Faculdade de Medicina, Universidade Badr no Cairo (BUC).

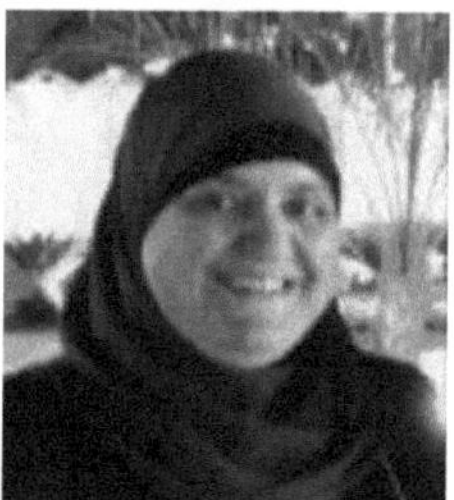

Dr. Mona Hassan Farid

Professora de Biologia Oral, Faculdade de Medicina Dentária para Raparigas, Universidade Al-Azhar, Cairo, Egipto. A Prof.ª Mona foi Chefe do Departamento de Biologia Oral e Directora da Faculdade de Medicina Dentária para Raparigas, Universidade Al-Azhar.

Este é um livro baseado numa tese de doutoramento original intitulada: **Efficacy of Chitosan as Final Irrigating Solution on TGF-ei Release from Root Canal Dentin and its Effect on Dental Pulp Stem Cells Response.** Congratulo-me com o facto de ter havido bastante interesse no artigo de investigação extraído desta tese em tão pouco tempo desde a sua publicação online. Existem vários estudos excelentes sobre a libertação de Factores de Crescimento, mas nenhum deles investigou a capacidade do polissacárido natural Quitosano para libertar factores de crescimento da matriz dentinária para o espaço do canal radicular, o que pode estar relacionado com o sucesso dos procedimentos regenerativos endodônticos. Por isso, estou muito satisfeito por ver este livro publicado em todo o mundo como um recurso para leitores, académicos e investigadores, especialmente os interessados no campo regenerativo.

Gostaria de expressar os meus respeitáveis sentimentos de apreço à **Dra. Salma Hassan Al-Ashry** "Professora de Endodontia, Faculdade de Medicina Dentária da Universidade de Ain-Shams; que faleceu mas teve um impacto duradouro na minha vida e carreira académica, bem como a outros muitos colegas da Sociedade Egípcia de Endodontia e no estrangeiro"; bem como à **Dra. Mervat Ibrahim Fawzy** "Professora de Endodontia, Faculdade de Medicina Dentária para Raparigas, Universidade de Al-Azhar", pela sua orientação e críticas positivas que acrescentaram valor a este trabalho.

Yousry M EL-Hawary, do Departamento de Biologia Oral da Faculdade de Medicina Dentária da Universidade de Mansura, Egipto; ao dentista Ahmed Shteiwi, da Faculdade de Medicina Dentária da Universidade de Mansura, Egipto; e a Mohamed Gamal ElBeltagy, da Faculdade de Medicina da Ruhr-Universitat Bochum, Bochum, Alemanha; por terem fornecido o dispositivo isolador de polpa manual utilizado no estudo.

Estou igualmente grata ao conselho editorial da Lambert Academic Publishing, em especial a Mihaela Melnic, que merece a minha gratidão pelo seu apoio e conselhos constantes durante a preparação deste livro.

Desejo que este livro seja lido em todo o mundo e aguardo com prazer as suas recensões críticas.

Junho de 2022

Asmaa Abd El-Hady

1 Introdução

O paradigma da Endodontia Regenerativa tem ganho a atenção dos investigadores nos últimos anos, uma vez que constitui uma opção terapêutica alternativa para os dentes permanentes imaturos com necrose pulpar. Segue os princípios do processo de cicatrização de feridas, incluindo o recrutamento e a proliferação de células estaminais dentárias, seguido da sua diferenciação em células sintetizadoras de tecido mineralizado, juntamente com a regeneração de novo tecido semelhante à polpa no interior do espaço do canal radicular.

A revascularização pulpar de dentes permanentes imaturos é uma possível estratégia de homing celular para a regeneração pulpar, proposta na prática clínica nas últimas décadas. Neste procedimento, o sistema de canais radiculares é inicialmente desinfectado, sendo depois irrigado com um coágulo de sangue de uma hemorragia provocada a partir de tecidos periapicais, numa tentativa de reavivar os tecidos no espaço pulpar e dar continuidade ao desenvolvimento radicular[1, 2].

A regeneração bem sucedida do complexo dentina-polpa depende principalmente das estratégias de desinfecção do sistema de canais radiculares e da eficácia da remoção da smear layer, que promove a subsequente migração, adesão e diferenciação das células estaminais, orquestradas por várias moléculas sinalizadoras e factores de crescimento (GFs) na interface da dentina[1]. Embora os GFs tenham uma semi-vida curta, a ligação dos GFs bioactivos às proteínas da matriz extracelular da dentina protege-os da biodegradação e prolonga o seu tempo de vida, que pode ser libertado em formas activas durante o processo carioso ou após a utilização de certos materiais dentários com a capacidade de causar desmineralização da dentina, por exemplo Ácido etileno diamino tetraacético (EDTA), adesivos de condicionamento e hidróxido de cálcio[3].

Foram identificados e libertados vários FGs da matriz dentinária após o condicionamento da dentina. Entre eles estão: a superfamília do factor de crescimento transformador в (TGFe), o factor de crescimento de fibroblastos 2 (FGF2) e vários factores de crescimento angiogénico como o factor de crescimento derivado de plaquetas (PDGF) e o factor de crescimento endotelial vascular (VEGF). O TGFei é um GF multifuncional; é quimiotáctico para as células estaminais da polpa dentária e da papila apical e regula o seu crescimento, a diferenciação dos odontoblastos, a síntese mineral e a apoptose[4, 5].

A influência de várias soluções de irrigação na libertação de FGs da dentina tem sido amplamente investigada nos últimos anos, tendo-se verificado que os FGs mais elevados são libertados após a irrigação com EDTA, em comparação com o hipoclorito de sódio e a clorexidina[4] . Além disso, foi referido que a utilização de activação ultra-sónica aumenta a libertação de FGs da dentina[6] .

A procura de soluções mais biocompatíveis do que o EDTA está a tornar-se importante, pelo que os substituintes naturais estão a ganhar cada vez mais atenção. A quitosana, para além de ser um polissacárido natural obtido através da desacetilação parcial da quitina presente nas carapaças de caranguejo e camarão, e a segunda substância mais abundante a seguir à celulose, possui uma elevada propriedade quelante em condições ácidas, para além de ser biocompatível, biodegradável, bioadesiva, sem toxicidade para o ser humano e com uma actividade antibacteriana de largo espectro[7] .

A lima XP-Endo Finisher foi inovada como um instrumento auxiliar para melhorar a eficiência da irrigação do canal radicular. A capacidade desta lima rotativa de níquel-titânio MaxWire de se expandir à temperatura corporal e o seu movimento tortuoso demonstraram ter uma melhor remoção da camada de smear layer comparável à da activação ultra-sónica, para além da sua maior potência de desinfecção[8,9] .

Aproveitando o facto de a dentina ser uma matriz bioactiva, é importante saber se estas soluções biocompatíveis recentemente introduzidas e as ferramentas adjuvantes da irrigação do canal radicular podem libertar factores de crescimento da matriz da dentina para o espaço do canal radicular, o que poderia aumentar potencialmente a probabilidade de sucesso dos procedimentos regenerativos.

O tratamento de dentes permanentes imaturos com necrose pulpar é um desafio, uma vez que as paredes dentinárias finas e os ápices abertos tornam tecnicamente difícil desinfectar e selar o espaço do canal radicular utilizando o protocolo padrão de tratamento do canal radicular, com um risco acrescido de fractura do dente. Foram relatadas várias técnicas que visavam proporcionar uma barreira apical e reforçar a raiz enfraquecida para ultrapassar estes desafios; no entanto, os períodos de tratamento variáveis e a manipulação repetida em protocolos de apexificação podem aumentar o risco de fractura e a continuação do desenvolvimento da raiz pode não ser alcançada[10,11] .

Ao longo da última década, a revascularização pulpar de dentes permanentes imaturos com polpa não vital tem sido proposta na prática clínica como uma abordagem alternativa que pode substituir os procedimentos de apexificação, numa tentativa de reavivar os tecidos no espaço pulpar e continuar o desenvolvimento radicular[11] .

A partir desta abordagem, foram desenvolvidos **os procedimentos endodônticos regenerativos (REP)**, que se baseiam nos princípios da medicina regenerativa e da engenharia de tecidos, que utilizam **células estaminais, suportes** e **factores de crescimento** para restaurar ou restabelecer biologicamente estruturas danificadas[1,12] .

I. <u>Desafios microbianos e estratégias de desinfecção</u>

O controlo da infecção no interior do espaço pulpar é um passo inicial crítico na regeneração pulpar. Uma regeneração bem sucedida do tecido pulpar requer um equilíbrio entre a desinfecção e o microambiente necessário para a viabilidade celular, de modo a induzir a sobrevivência e a diferenciação das células estaminais[13] ; isto é particularmente difícil quando se trata de dentes permanentes jovens e imaturos.

Quando os dentes contêm polpa necrótica infectada, a invasão bacteriana do sistema de canais radiculares resulta na formação de um biofilme bacteriano nas paredes dos canais, em recessos anatómicos complexos, no interior dos túbulos dentinários e na região periapical imediata. As bactérias em biofilmes são mais resistentes aos procedimentos de desinfecção, porque a matriz do biofilme é menos permeável aos desinfectantes ou antibióticos[14] .

As células bacterianas têm um diâmetro mais pequeno do que os túbulos dentinários na extremidade pulpar e, por isso, as bactérias penetram mais profundamente nos túbulos dos dentes infectados[15] , o número e a profundidade dos túbulos dentinários invadidos por micróbios são mais elevados e mais profundos nos dentes dos jovens do que nos das pessoas mais velhas [16.]

Vários estudos demonstraram que os procedimentos endodônticos clínicos contemporâneos, incluindo o desbridamento mecânico, a irrigação e a medicação intracanal de dentes permanentes maduros com polpa necrótica infectada, são ineficazes na eliminação completa das bactérias no complexo sistema de canais radiculares[14, 17&18] . As obturações radiculares bem condensadas podem impedir que os micróbios residuais nos canais induzam uma resposta periapical inflamatória, porque o caminho selado para o ápice impede que os micróbios obtenham nutrientes[19] .

Ao contrário do tratamento convencional do canal radicular, no REP o desbridamento mecânico utilizando limas endodônticas está contra-indicado para evitar um maior enfraquecimento da fina parede do canal radicular e para proteger a vitalidade das células estaminais do tecido apical[20] . Para além disso, vários dos antimicrobianos não específicos utilizados na terapia endodôntica convencional podem causar alterações significativas na dentina remanescente que interferem com o seu potencial inerente para mediar a regeneração[21] .

Além disso, a falta de obturação no canal pode favorecer a proliferação bacteriana, uma vez que os micróbios residuais que permanecem nos túbulos dentinários, nos canais laterais/acessórios ou no biofilme nas paredes do canal não eliminados pelos procedimentos de desinfecção podem facilmente receber nutrientes do fluido tecidular recém-formado no espaço do canal[22] .

i. Irrigantes antimicrobianos

Os agentes químicos utilizados para conseguir a desinfecção em procedimentos endodônticos regenerativos têm de promover condições conducentes à sobrevivência, proliferação e diferenciação das células estaminais[13] .

Com base na melhor evidência actual disponível de resultados in vitro, a Associação Americana de Endodontistas (AAE) publicou directrizes clínicas para procedimentos regenerativos, que recomendam a utilização de uma concentração mais baixa de hipoclorito de sódio (1.5%) seguido de soro fisiológico ou ácido etilenodiamino tetra-acético (EDTA) como desinfectante químico, e hidróxido de cálcio ou baixa concentração de pasta antibiótica tripla ou dupla (0,1 mg/mL) como medicamento intracanal na primeira consulta; enquanto o EDTA é utilizado como irrigante único na segunda consulta[23] .

a. Hipoclorito de sódio

O hipoclorito de sódio (NaOCl) é considerado o padrão de ouro, o agente mais eficaz e amplamente utilizado para o desbridamento químico do espaço do canal radicular, devido à sua excelente eficácia bactericida[24,25] , e capacidade de dissolução de tecidos[26,27] . Quando o hipoclorito foi considerado para REPs, foram levantadas preocupações de que pode ser tóxico para as células estaminais altamente proliferativas e pode interferir com a capacidade do tecido pulpar regenerado para se voltar a ligar à superfície da dentina[21] .

Num estudo que avaliou a sobrevivência das células estaminais da papila apical (SCAPs) após irrigação com várias combinações de agentes químicos comummente utilizados, verificou-se que o condicionamento da dentina com EDTA (17%) promoveu uma maior sobrevivência das SCAP, enquanto a utilização de NaOCl (6%) teve um efeito profundamente prejudicial na sua sobrevivência. É importante ressaltar que o uso do EDTA após o NaOCl (6%) atenua seus efeitos indesejáveis[28] .

Num estudo recente, realizado para avaliar se outras concentrações de NaOCl utilizadas clinicamente eram favoráveis à sobrevivência e diferenciação das células estaminais (SCAP), os autores demonstraram que o NaOCl provoca uma diminuição dependente da concentração na sobrevivência das SCAP e na diferenciação dos odontoblastos, sendo que uma concentração de 1,5% de NaOCl teve efeitos prejudiciais mínimos nas SCAP, particularmente quando se utilizou EDTA a 17% como enxaguamento final[29] .

Além disso, o hipoclorito em altas concentrações desnatura proteínas biologicamente activas da matriz dentinária que foram capturadas durante a dentinogénese, tais como o factor de crescimento endotelial vascular (VEGF) e o factor de crescimento transformador beta 1 (TGFei), que são conhecidos por promover a diferenciação e/ou proliferação de células estaminais mesenquimais (MSCs)[30] . Além disso, sabe-se que provoca alterações na composição da matriz dentinária, com uma diminuição do teor de carbono e azoto, juntamente com a desmineralização, o que pode interferir com a capacidade das células estaminais para se fixarem, proliferarem e diferenciarem na superfície da dentina[31] .

Por último, o hipoclorito de sódio é uma molécula muito instável que não tem um efeito duradouro no ambiente do canal radicular, pelo que não pode ser utilizado para manter um ambiente asséptico para que a regeneração ocorra. Por estas razões, não é provável que seja o agente antimicrobiano mais eficaz para a regeneração pulpar[21] .

b. Ácido etilenodiamino tetra-acético

O EDTA é um agente quelante utilizado na endodontia clínica contemporânea para a remoção eficaz da smear layer, para conseguir uma desinfecção mais completa; quelando com iões metálicos necessários para o crescimento bacteriano e permitindo uma penetração mais profunda de irrigantes e medicamentos nos túbulos dentinários, uma vez que o EDTA, por si só, tem propriedades antimicrobianas fracas em comparação com o hipoclorito ou a clorexidina[32- 34] . No entanto, o EDTA tem sido utilizado em protocolos clínicos para REPs devido à sua propriedade de libertar factores de crescimento bioactivos (GFs) que podem estar sequestrados na matriz da dentina[35] .

Vários estudos sugeriram que o EDTA é a solução de irrigação mais favorável às células estaminais e recomendaram a sua utilização como passo final de irrigação durante a endodontia regenerativa para promover a fixação, proliferação e diferenciação das células estaminais em células semelhantes a odontoblastos[35-38] , bem como para neutralizar os efeitos citotóxicos do NaOCl e dos medicamentos intracanais[28] .

Devido às limitações reconhecidas e aos potenciais efeitos secundários, como a citotoxicidade, de todos os irrigantes endodônticos convencionais, a maioria dos investigadores tem-se concentrado em alternativas naturais biológicas com baixa toxicidade, maior actividade antibacteriana, anti-inflamatória e propriedades antioxidantes, tais como extractos de ervas, própolis e quitosano[39-41] .

c. Quitosano

O quitosano é um polissacárido natural, produzido a partir da quitina de crustáceos, que é o segundo carbono polimerizado mais abundante na natureza a seguir à celulose. É o principal constituinte do esqueleto exterior dos camarões, caranguejos e lagostas; também se encontra nas cutículas dos insectos e nas paredes celulares dos fungos[42] .

Quimicamente, o quitosano é um copolímero constituído por unidades de e-(1^4)-2-acetamido-D-glucose e e-(1^4)-2-amino-D-glucose, sendo esta última geralmente superior a 80%. Possui três tipos de grupos funcionais reactivos, um grupo amino/acetamido, bem como grupos hidroxilo primários e secundários nas posições C-2, C-3 e C-6, respectivamente. O grupo funcional amino tem sido correlacionado com diferenças nas suas estruturas, propriedades físico-químicas, como a quelação e a floculação, e funções biológicas. A distribuição aleatória do grupo amino facilita a criação de ligações de hidrogénio intra e inter-moleculares[43] .

O quitosano é preparado a partir da quitina através da hidrólise alcalina dos grupos N-acetilo. Caracteriza-se principalmente pelo seu peso molecular (MW) e pelo grau de acetilação (DA), estando disponível comercialmente com > 85% de unidades desacetiladas (DA < 15%) e MW entre 100 e 1000 kDa. Não existe uma norma específica para definir o MW, mas aceita-se que o MW baixo < 50 kDa, médio (MW 50 - 150 kDa) e alto (MW > 150 kDa)[43] .

O quitosano puro e nativo (pKa ~ 6,3) é insolúvel em água, em meio alcalino e mesmo em solventes orgânicos. No entanto, podem formar-se sais solúveis em água de quitosano (por exemplo, sais quaternários de quitosano, hidroxipropil e carboximetilquitosanos) por neutralização com soluções aquosas ácidas diluídas abaixo do seu pKa (por exemplo, ácido acético aquoso a 110%)[44] .

A solubilidade dependente do pH do quitosano é atribuída aos seus grupos amino (- NH2), que se tornam protonados após a dissolução a pH 6 ou inferior, formando grupos amina catiónicos (-NH3+), aumentando a repulsão eléctrica intermolecular e resultando num polissacárido solúvel policatiónico, com um grande número de grupos carregados numa base de peso[44] .

Após a dissolução, o quitosano forma soluções viscosas, que podem funcionar como espessantes, estabilizadores ou agentes de suspensão. A viscosidade é afectada pelo DA, MW e concentração do quitosano, pela concentração e tipos de solventes, pelo pH e força iónica prevalecentes na solução, bem como pela temperatura. A gama de viscosidade dos quitosanos comerciais [1% (p/v) em ácido acético a 1% a 25°C] é de 10 a 1000 mPa^s[42, 44).

Desde que foi introduzido no mercado para fins de conservação de alimentos devido à sua actividade antimicrobiana, o quitosano ganhou a atenção dos investigadores, que descobriram a sua utilidade numa vasta gama de aplicações biomédicas, tais como a administração de vacinas, a administração de péptidos e genes, em odontologia e oftalmologia, bem como no fabrico de pensos para feridas, para além da sua utilização na engenharia de tecidos[44] .

As aplicações alargadas do quitosano devem-se às suas características de biodegradabilidade, biocompatibilidade, bioadesão e ausência de toxicidade para o homem e ao facto de poder ser processado a partir de recursos naturais e renováveis em diferentes formas, como soluções, misturas, esponjas, membranas, géis, pastas, comprimidos, microesferas e microgrânulos, entre outras. No entanto, é importante mencionar que os quitosanos com estruturas diferentes apresentam actividades biológicas diferentes e que nem todas as actividades biológicas se encontram num único tipo de quitosano. Cada tipo especial de quitosano bioactivo foi desenvolvido por modificação química e hidrólise enzimática para a sua potencial aplicação farmacêutica e médica[42-44] .

O quitosano tem várias vantagens em relação aos desinfectantes normais devido ao seu amplo espectro de actividade, incluindo fungos filamentosos, leveduras e bactérias. Foi demonstrado que apresenta uma potente acção redutora da placa bacteriana, bem como uma actividade antibacteriana in vitro contra vários agentes patogénicos orais implicados na formação da placa bacteriana e na periodontite, incluindo Actinobacillus actinomycetemcomitans, Streptococcus mutantes e Porphyromonas gingivitis[45, 46] .

Foram propostos três mecanismos antibacterianos: **I)** a interacção iónica de superfície que resulta na fuga da parede celular; **II)** a inibição da síntese de mRNA e de proteínas através da penetração do quitosano nos núcleos dos microrganismos; e **III)** a formação de uma barreira externa, quelando metais e provocando a supressão de nutrientes essenciais ao crescimento microbiano. É provável que todos os eventos ocorram simultaneamente, mas em diferentes intensidades. A MW e a DA são também factores importantes na determinação desta actividade; em geral, quanto mais baixas forem a MW e a DA, maior será a eficácia na redução do crescimento e multiplicação dos microrganismos[43] .

Em endodontia, o seu papel como agente antibacteriano e antifúngico, ou como agente quelante, foi objecto de várias investigações nos últimos anos. Num estudo realizado para avaliar o efeito antifúngico e antibacteriano do gel de quitosano a 2%, do gel de gluconato de clorexidina a 2% e da sua combinação contra C. albicans e E. faecalis, os resultados revelaram que a combinação do gel de gluconato de clorexidina com o gel de quitosano pode melhorar a actividade antimicrobiana in vivo, em vez de utilizar apenas um deles[47] . Outro estudo demonstrou que a sua adição à pasta de hidróxido de cálcio como medicação intracanal promove a libertação prolongada de iões de cálcio[48] .

Um estudo mais recente avaliou a actividade antimicrobiana de alternativas de baixa toxicidade para os irrigantes convencionais dos canais radiculares e concluiu que as combinações de soluções de irrigação de 1% de quitosano+1% de clorexidina, 0,2 de quitosano+2% de clorexidina ou 2% de quitosano+2% de clorexidina podem ser utilizadas como alternativa ao NaOCl para infecções endodônticas[40] .

O efeito quelante da irrigação final de quitosano também foi investigado relativamente à eficácia da remoção da smear layer e ao seu efeito na estrutura da dentina, utilizando diferentes concentrações e tempos de aplicação. Os resultados destes estudos mostraram que o quitosano a 0,2%, aplicado durante 3 minutos, foi eficaz na remoção da smear layer e do tampão de smear com um efeito erosivo mínimo, podendo ser utilizado como uma possível alternativa para substituir o EDTA[49-52] .

Recentemente, foi avaliado o efeito citotóxico e a capacidade de inibir as metaloproteinases da matriz (MMP-2 e MMP-9) de 0,2% de quitosano (CH) e 1% de ácido acético (AA) em comparação com 17% de EDTA, e o estudo revelou que ambos os agentes não tinham efeitos citotóxicos nas células fibroblásticas após 24 horas, para além de terem um efeito inibidor nas MMP-2 e MMP-9[53] .

Em procedimentos regenerativos, as nanopartículas de quitosano (CSnp) têm sido utilizadas na administração local de moléculas bioactivas, o que foi capaz de reverter o efeito deletério do tratamento com NaOCl na viabilidade das células estaminais. Além disso, melhorou a adesão das células estaminais à dentina e a diferenciação odontogénica das SCAPs[54] .

Outro estudo recente utilizou quitosano a 2% como irrigante e veículo para pasta antibiótica tripla para revascularização de dentes imaturos com polpa necrótica e periodontite apical; onde se obtiveram resultados regenerativos favoráveis como os da solução irrigante de NaOCl a 1,5% e veículo de propilenoglicol, sugerindo a utilização de quitosano a 2% como alternativa ao NaOCl no protocolo de revascularização utilizando sangue_{clot} [55].

ii. Medicamento intracanal

A maioria dos relatos de casos publicados e séries de casos em REPs de dentes permanentes imaturos com polpa necrótica utilizou um medicamento intracanal, como hidróxido de cálcio ou pasta antibiótica tripla em múltiplas visitas[56]. Por conseguinte, a Associação Americana de Endodontistas (AAE) recomendou a utilização de hidróxido de cálcio ou de uma concentração baixa de pasta antibiótica tripla ou dupla (0,1 mg/mL) como medicamento intracanal na primeira consulta[23].

a. Hidróxido de cálcio

O hidróxido de cálcio Ca(OH)2 tem sido utilizado em REPs como medicação antimicrobiana intracanal, devido ao seu pH elevado (12,5-12,8), no qual a maioria das bactérias não consegue sobreviver. Além disso, pode hidrolisar o lipopolissacárido bacteriano, resultando na sua degradação[57]; além disso, o Ca(OH)2 à base de água aumenta ligeiramente as quantidades de TGFei libertadas do que o EDTA utilizado isoladamente[4]. Recentemente, um estudo in vitro demonstrou que a fixação de células apicais humanas à dentina radicular tratada com Ca(OH)2 era maior em comparação com a pasta tripla de antibióticos[58].

Por outro lado, um estudo mais recente indica que a aplicação de Ca(OH)2 não melhorou a fixação e proliferação das células estaminais da polpa dentária (DPSC) na dentina, mesmo após uma extensa irrigação com EDTA[59]. Apesar da sua natureza não citotóxica, o pH elevado e o baixo peso molecular do Ca(OH)2 podem levar à degradação dos componentes orgânicos da dentina e minimizar o reservatório de proteínas dentinárias endógenas que são normalmente libertadas após a irrigação com EDTA. Além disso, o Ca(OH)2 pode alterar significativamente as propriedades físico-mecânicas da superfície da dentina, o que pode resultar em interacções desfavoráveis entre as DPSC e a superfície frágil da dentina[60, 61].

b. Pasta tripla de antibióticos

A pasta antibiótica tripla (TAP), que contém fármacos bactericidas (metronidazol e ciprofloxacina) e bacteriostáticos (minociclina), tem sido o medicamento intracanal mais utilizado nas REPs, por ser altamente potente contra as infecções endodônticas; no entanto, a forte afinidade da TAP para se ligar quimicamente à dentina e subsequentemente ser libertada ao longo do tempo pode afectar a sobrevivência e a proliferação das DPSC[62]. Vale a pena mencionar que a concentração diluída de TAP (DTAP) não superior a 0,1 mg/mL (0,01-0,1 mg/mL) utilizada em estudos recentes não exerceu efeitos negativos significativos na proliferação de DPSC[23, 59-63].

Além disso, existe uma relação estreita entre a descoloração do dente e a minociclina; para ultrapassar esta desvantagem, foi sugerida a utilização de uma pasta com duplo antibiótico (DAP, sem minociclina) ou a substituição da minociclina por outro antibiótico (clindamicina, cefaclor ou amoxicilina) para a regeneração da polpa[64, 65]. Além disso, a declaração de posição da Sociedade Europeia de Endodontologia (ESE) sobre a utilização de antibióticos em endodontia sugere que, na ausência de provas sólidas que apoiem a utilização de antibióticos em procedimentos endodônticos regenerativos, a sua utilização deve ser evitada[66].

II. Abordagens de endodontia regenerativa

Com base em estudos de endodontia regenerativa em humanos e animais, a regeneração da polpa dentária pode ser conseguida através de abordagens baseadas em células e de homing celular. A abordagem baseada em células refere-se ao transplante de células estaminais exógenas carregadas em suportes incorporados com moléculas sinalizadoras para o sistema de canais radiculares do hospedeiro para permitir a regeneração; enquanto o protocolo regenerativo clínico é uma abordagem de homing celular que se baseia em moléculas sinalizadoras para o recrutamento, proliferação e diferenciação de células estaminais residentes nos tecidos circundantes[2,13,67].

i. Abordagem baseada em células

Existem provas suficientes (a partir de modelos que utilizam fatias de dentes e cilindros de dentina, e modelos animais em cães) de que a engenharia de tecidos da polpa dentária é possível após o transplante de DPSCs em suportes injectáveis adequados e a entrega de moléculas sinalizadoras do ambiente, quer através do tratamento da dentina, quer através da incorporação de GFs em sistemas de entrega para os suportes. As células transplantadas são recolhidas do hospedeiro (autólogas) ou de outros indivíduos (alogénicas) e podem ser adquiridas de dentes permanentes ou decíduos[68-70].

No entanto, a terapia baseada em células enfrenta muitos obstáculos porque é necessário seguir procedimentos complexos, como a extracção do dente, a extirpação da polpa, a cultura de células in vitro, a selecção de populações de células estaminais/progenitoras, a expansão de células ex vivo, o armazenamento e o transporte. Portanto, o transplante de células para regeneração pulpar provavelmente sofrerá com a falta de viabilidade clínica, a dificuldade de aprovação regulatória e os altos custos, além dos riscos de rejeição imunológica, transmissão de patógenos e tumorigênese durante o enxerto[71]. Mas, mesmo com essas limitações, os resultados iniciais do primeiro ensaio clínico em endodontia regenerativa foram promissores e servirão de base para futuros ensaios maiores[72].

ii. Abordagem de acolhimento de células

O homing de células estaminais é definido como o recrutamento de células estaminais endógenas por factores de mobilização para um local lesionado para induzir a reparação ou substituir as células ou tecidos danificados[73]. O protocolo clínico actual recomendado pelas directrizes da AAE para a revascularização pulpar de dentes permanentes imaturos com polpas necróticas é considerado um tipo de estratégia de homing celular para a regeneração pulpar[23].

Neste protocolo, o sistema de canais radiculares é primeiro desinfectado e depois é preenchido com um coágulo de sangue proveniente de uma hemorragia provocada nos tecidos periapicais. O coágulo sanguíneo actua como um suporte, e os FGs no seu interior e os libertados pelo tratamento da dentina podem recrutar células estaminais[2, 23]. Foram relatados bons resultados no que diz respeito a sinais radiográficos de desenvolvimento contínuo da raiz e redução dos sintomas. Além disso, foram observados resultados histológicos de tecidos conjuntivos, incluindo vasos sanguíneos, dentina e tecidos semelhantes ao cemento, preenchendo o espaço do canal radicular após a revascularização da polpa em estudos com animais e humanos[2, 10, 13 & 74].

Realizar clinicamente a regeneração pulpar utilizando uma estratégia de cell-homing é potencialmente mais fácil do que o transplante de células estaminais, porque não há necessidade de isolar e manipular células estaminais in vitro. No entanto, parece ser mais possível se os tecidos periapicais normais que contêm a bainha epitelial radicular de Hertwig e a papila apical se mantiverem num estado saudável ou se restar tecido pulpar vital. No entanto, esta estratégia de tratamento não pode controlar a regeneração de tipos de tecido específicos no espaço pulpar[2].

Por conseguinte, foi dada especial atenção ao desenvolvimento de métodos que aproveitem os componentes bioactivos fossilizados da matriz dentinária, incluindo os FGs e outras moléculas de sinalização, com irrigantes, medicamentos e materiais[38, 59]. Além disso, estão a ser investigados novos scaffolds funcionalizados como um mecanismo para a entrega controlada de GFs angiogénicos e outros exógenos para regular a formação do sistema vascular, bem como de tecido duro no dente[75, 76].

III. Factores de crescimento na endodontia regenerativa

Os factores de crescimento (GFs) são polipéptidos produzidos por células imuno-inflamatórias e tecidulares e ligados à matriz extracelular. São as principais moléculas reguladoras do crescimento em muitos aspectos da função celular, incluindo a sobrevivência, a proliferação, a migração e a diferenciação. É bem conhecido que um cocktail de factores de crescimento que actuam sinergicamente e a níveis nanométricos é responsável pela coordenação dos mecanismos nos processos regenerativos[67].

Os FGs bioactivos estão agora bem descritos como estando presentes e sendo libertados a partir da dentina, incluindo a superfamília do factor de crescimento transformador beta (TGFe), o factor de crescimento semelhante à insulina-1 e 2 (IGF-1 e -2), o factor de crescimento de fibroblastos-2 (FGF-2), a adrenomedulina e vários factores de crescimento angiogénico como o factor de crescimento derivado de plaquetas (PDGF) e o factor de crescimento endotelial vascular (VEGF); que, colectivamente, têm sido implicados no recrutamento e diferenciação das MSCs para uma linhagem de odontoblastos ou osteoblastos, para além de estimularem a angiogénese das células endoteliais (28, 30, 35, 38).

Além disso, a indução de hemorragia intra-canal em RET no espaço do canal proporciona um coágulo sanguíneo que actua como um suporte enriquecido com PDGFs. Além disso, o plasma rico em plaquetas (PRP) e a fibrina rica em plaquetas (PRF) têm sido utilizados como um suporte em vez de um coágulo sanguíneo, porque o PRP e a PRF são ricos em factores de crescimento, que podem ajudar a melhorar a regeneração do complexo dentina-polpa[67].

Foram testados vários tipos de moléculas de sinalização para investigar o seu papel na modulação do comportamento das células estaminais, quer in vitro quer adicionadas aos suportes em modelos animais in vivo; entre elas, o factor derivado de células estromais (SDF-1), o factor básico de crescimento de fibroblastos (bFGF), o VEGF, o PDGF, o factor de células estaminais (SCF) e o factor estimulador de colónias de granulócitos (G-CSF)[2].

Num estudo de homing celular utilizando um modelo animal ectópico, dentes humanos extraídos de uma única raiz foram extirpados da polpa e esterilizados, depois os seus canais radiculares foram preenchidos com scaffolds de colagénio e combinações de GFs, tais como bFGF, PDGF, VEGF, factores de crescimento nervoso e proteínas morfogenéticas ósseas (BMP), finalmente os dentes foram implantados no tecido subcutâneo de ratos durante 3 semanas. A análise histológica revelou a formação de tecidos vascularizados e inervados com tecido duro semelhante à dentina no espaço do canal radicular dos dentes colhidos[76].

Noutro estudo que utilizou DPSCs semeadas nas superfícies de cilindros de gel de colagénio 3D, que foram incubadas em meios quimicamente definidos com SDF-1 e bFGF ou BMP-7, em 7 dias o SDF-1 e o bFGF aumentaram significativamente a migração das DPSCs para os géis de colagénio, enquanto a BMP-7 foi altamente eficaz na orquestração da mineralização das DPSCs cultivadas, mas não na migração celular[77].

Recentemente, foi realizado um estudo clínico para avaliar o potencial regenerativo de dentes jovens permanentes imaturos com polpa necrótica, seguindo diferentes protocolos de tratamento, sendo um deles o protocolo endodôntico regenerativo com coágulo sanguíneo e um scaffold injectável impregnado com bFGF. Após 18 meses, 80% dos casos foram relatados como cicatrizados com sucesso; no entanto, os autores concluíram que o uso de scaffold de hidrogel artificial e bFGF não foi essencial para o reparo[78] .

i.   Libertação de moléculas bioactivas da matriz dentinária

A matriz dentinária é o produto do odontoblasto durante a odontogénese e ao longo da vida. O odontoblasto é relativamente único entre as células do corpo humano, pois pode persistir por toda a vida de um indivíduo na ausência de doença ou trauma no dente. No entanto, o seu período de função secretora activa é mais limitado, uma vez que, após a formação completa do dente e a erupção para uma oclusão funcional, a sua taxa de secreção de dentina diminui drasticamente em cerca de 10 vezes durante a dentinogénese secundária[79] .

A matriz da dentina tem uma renovação mínima e remodelação fisiológica na saúde, pelo que serve de reservatório para moléculas bioactivas e FGs que foram sequestradas durante a dentinogénese. As proteínas bioactivas e os FGs têm uma meia-vida curta e, para manter a sua actividade biológica e prolongar a sua vida útil, ligam-se a outros componentes da matriz extracelular (MEC) na dentina[3] .

Foi proposto que as proteínas não colagénicas (NCP) da MEC da dentina, incluindo os pequenos proteoglicanos ricos em leucina (SLRP), principalmente o sulfato de heparina, além da decorina e do biglicano, sequestram e protegem os factores de crescimento da proteólise, protegendo assim a sua actividade biológica e a sua presença na matriz madura. Adicionalmente, os colagénios da matriz dentinária, incluindo os tipos I e III, e os procolagénios II e IV, são capazes de se ligar a factores de sinalização, tais como BMP, IL-2 e TGF в, estando assim potencialmente envolvidos no armazenamento e apresentação de moléculas bioactivas[3.80] .

As evidências actuais sugerem que uma vasta gama de materiais utilizados clinicamente têm a capacidade de solubilizar e expor os factores de crescimento ligados à matriz; tanto o $Ca(OH)_2$ como o agregado de trióxido mineral (MTA) produzem ambientes alcalinos através da dissolução do hidróxido de cálcio in situ e provocam a libertação de PNCs da dentina, incluindo a adrenomedulina e o TGFei numa forma biologicamente activa[35, 81] .

Nos últimos anos, a escolha da solução de irrigação como parte da desinfecção química e de agentes quelantes como o EDTA tem atraído particular atenção, devido ao seu efeito significativo na libertação e exposição de FGs bioactivos da dentina[4, 38, 82 & 83] . Num estudo realizado para identificar uma solução desmineralizante adequada que possa libertar os FGs directamente da dentina e para avaliar se os desinfectantes habitualmente utilizados poderiam comprometer este efeito, os resultados mostraram que o NaOCl reduz a libertação subsequente de FGs e que é necessário um condicionamento prolongado com EDTA após a irrigação com NaOCl para permitir a libertação de TGFei[4] .

Os dados do mesmo estudo também indicaram que uma curta exposição à clorexidina antes do tratamento com EDTA reforçou o seu efeito desmineralizador e aumentou as quantidades de TGFei libertadas. Além disso, a utilização de Ca(OH)2 à base de água permitiu a libertação das maiores quantidades de TGFei quando seguido de condicionamento com EDTA, em comparação com o TAP e o gel de clorexidina[4] .

Noutro estudo que utilizou modelos de segmentos radiculares para avaliar o efeito de diferentes concentrações de NaOCl combinadas com EDTA na libertação de GFs para o espaço do canal radicular após o procedimento de irrigação de REPs, os resultados revelaram que 1,5% de NaOCl + 17% de EDTA ou 2,5% de NaOCl + 17% de EDTA aumentaram significativamente a libertação de TGFei em comparação com a utilização isolada de irrigação com 17% de EDTA. Com base nas suas descobertas, os autores sugeriram que a irrigação com NaOCl poderá ter de ser adicionada à segunda visita no actual protocolo endodôntico regenerativo da AAE[84] .

Um estudo recente também utilizou modelos de segmentos radiculares para investigar a libertação de GFs no espaço do canal radicular após irrigação com NaOCl a 1,5%, seguida de 20 ml de irrigantes finais: solução salina, EDTA a 17%, ácido cítrico a 10%, ácido fosfórico a 10% ou 37%. Os resultados revelaram que a dentina do canal radicular tratada com 17% de EDTA, 10% de ácido cítrico e 10% de ácido fosfórico aumentou significativamente a libertação de TGFei, sendo que o ácido cítrico a 10% libertou a maior quantidade de TGFei[85] .

De acordo com o estudo anterior, o ácido cítrico a 10% foi recentemente comparado com o EDTA a 17% em termos de libertação e exposição do TGFei da e na dentina humana quimicamente condicionada. Além disso, foi também estudado o comportamento das células estaminais humanas em relação a esta dentina pré-tratada. Os resultados revelaram que o tratamento com ácido cítrico foi superior ao padrão-ouro EDTA em termos de libertação de TGFei, bem como de recrutamento, fixação e sobrevivência de células estaminais[83] .

Além disso, foi também investigado o efeito da irrigação dinâmica na libertação de GFs da dentina humana. Num estudo que analisou o impacto da irrigação (irrigação de um passo e de dois passos) com e sem activação ultra-sónica na libertação de FGs, os resultados mostraram que a activação ultra-sónica do EDTA aumentou a libertação de TGFei da dentina do modelo de canal radicular humano[6]. Um outro estudo recente avaliou os efeitos de várias técnicas de irrigação dinâmica (irrigação com agulha (NI), NI com EndoActivator e NI com irrigação ultra-sónica passiva) com diferentes regimes de solução na fixação das células da papila apical, e referiu que a utilização de técnicas de irrigação dinâmica num modelo de dente imaturo promoveu a fixação das células da papila apical à dentina medicada com hidróxido de cálcio[86].

Recentemente, a lima XP-Endo Finisher (XPEF) foi inovada como um instrumento auxiliar para melhorar a eficiência da irrigação do canal radicular. Trata-se de um instrumento não cónico de tamanho 25 formado a partir de uma liga patenteada de Ni-Ti, que é recta na sua fase martensítica à temperatura ambiente, mas que muda para a fase de austenite à temperatura do corpo e desenvolve uma forma de colher quando rodado e movido para cima e para baixo no canal; esta forma faz com que o instrumento se expanda e contraia para tocar nas paredes do canal e agitar a solução irrigante, acedendo e limpando assim áreas que, de outra forma, seriam impossíveis de alcançar com instrumentos padrão[8, 9].

A eficácia do XPEF na remoção do TAP de canais radiculares rectos imaturos, que é o medicamento intracanal mais utilizado em endodontia regenerativa, foi avaliada e comparada com a da irrigação com agulha e da irrigação ultra-sónica passiva; os autores referiram que o XPEF removeu significativamente mais TAP do que a irrigação com agulha e a irrigação ultra-sónica passiva[87].

ii. **Factor de crescimento transformador β**

A superfamília TGFe inclui várias isoformas de TGFe (TGFei, 2 & 3), BMPs, activina e proteínas relacionadas. São reguladores multifuncionais implicados em muitos aspectos da função celular, incluindo a proliferação, a diferenciação, a secreção de matrizes e a apoptose[80].

O TGFe foi identificado como uma importante molécula sinalizadora presente na matriz dentinária, que é secretada pelas células e associada a um pró-peptídeo de latência (LAP) que é capaz de se ligar covalentemente a uma proteína de ligação ao TGFe latente (LTBP). A LTBP é capaz de se ligar a uma variedade de moléculas da MEC, como o sulfato de heparina, proteoglicanos, glicoproteínas e colagénio, resultando na sua imobilização na MEC. Estes complexos inactivos ligados à MEC podem ser libertados e activados através de uma série de processos que envolvem a degradação/remodelação da MEC, a proteólise e/ou a acidificação[3, 80].

Embora os odontoblastos expressem as três isoformas de TGFe, apenas o TGFei fica sequestrado na matriz devido à sua forte ligação ao biglicano e à decorina[80]

. No contexto da endodontia regenerativa, foi provado que o TGFei pode ser libertado e exposto pelos agentes desmineralizadores habitualmente utilizados. Além disso, foi demonstrado que níveis de pH muito baixos e muito elevados (1,5 ou 12) ajudam a converter a forma inactiva do TGFe na sua forma activa[30, 4, 81-85].

O TGFei tem sido considerado como uma molécula chave para a regeneração da polpa; estudos demonstraram que é quimiotáctico para as células derivadas da papila dentária, bem como para outros tipos de células[83, 84 & 79]. Além disso, foi demonstrado que estimula a proliferação celular de uma forma dependente da dose, sendo as concentrações mais baixas estimulantes, enquanto as concentrações mais elevadas induzem a apoptose. Além disso, promove a diferenciação e a mineralização dos odontoblastos, como evidenciado pelo aumento da actividade da fosfatase alcalina (ALP) e pela formação de nódulos mineralizados[3-5, 84, 88].

IV. Células estaminais dentárias

As células estaminais são células embrionárias indiferenciadas ou células adultas (pós-natais) definidas como células progenitoras auto-renováveis (podem sofrer continuamente divisões celulares enquanto mantêm o estado indiferenciado) que têm a capacidade de se diferenciar num ou mais tipos de células e gerar tecidos e órgãos complexos, em que a diferenciação ocorre quando uma célula estaminal adquire as características de uma célula especializada (por exemplo, odontoblasto, osteoblasto, etc.). Estas células foram isoladas de muitos órgãos e tecidos, incluindo a medula óssea, o sangue, o coração, o intestino, o tecido adiposo, o fígado, o pâncreas e os dentes[89].

A partir de 2000, foram identificadas várias populações de células estaminais no ambiente dentário e oral, incluindo: Células estaminais da polpa dentária (DPSCs) de dentes permanentes, células estaminais de dentes decíduos esfoliados humanos (SHED), células estaminais da papila apical (SCAP), células estaminais do germe dentário (TGSCs), células estaminais do ligamento periodontal (PDLSCs) e células precursoras do folículo dentário (DFPCs). Tornaram-se fontes alternativas valiosas de células estaminais porque a recolha de tecidos para o seu isolamento envolve procedimentos não invasivos, em contraste com as fontes convencionais, como o tecido adiposo e a medula óssea[90, 91].

Embora tenham sido identificadas várias fontes de células estaminais dentárias, as DPSCs e as células SHED têm uma vantagem distinta devido ao seu volume, facilidade de acesso e natureza imatura, o que lhes confere uma vasta reserva de diferenciação[92, 93]. No entanto, vale a pena mencionar que as DFPCs são facilmente acessíveis para cultura de células e têm uma capacidade de proliferação mais elevada do que as DPSCs. Por conseguinte, parece que as DFPC podem ter mais vantagens como recurso de células estaminais para terapias regenerativas em anomalias dentárias[94].

i. Células estaminais da polpa dentária humana (DPSCs)

A polpa dentária é um tecido conjuntivo mole contido no interior do dente e é originado pelo ectomesênquima, que deriva das células estaminais migratórias da crista neural durante o desenvolvimento inicial. As células estaminais da polpa dentária têm sido isoladas de várias fontes, incluindo pré-molares, terceiros molares e dentes permanentes supranumerários[91, 92].

As DPSCs estão localizadas na região central do espaço pulpar e possuem morfologia semelhante à dos fibroblastos, podendo também existir em áreas perivasculares. Expressam antigénios de superfície como CD146, CD105, CD90, CD73, CD59, CD44, CD29, CD13 e STRO-1, que são específicos das células estaminais mesenquimatosas (MSC), mas nenhum dos marcadores das células estaminais hematopoiéticas[91, 95].

As DPSCs têm uma capacidade de diferenciação em várias linhagens, características mesenquimatosas e um potencial terapêutico comparável ao das células estaminais mesenquimatosas da medula óssea (BMMSCs). Os investigadores compararam as DPSC com as células SHED e as BMMSC e verificaram que as DPSC apresentavam um fenótipo mais maduro do que as SHED, uma taxa de proliferação mais elevada e um maior potencial de mineralização do que as BMMSC. [91-97].

Além disso, são clonogénicas, pluripotentes, altamente proliferativas e capazes de regenerar um complexo semelhante à polpa de dentina in vivo. Foi demonstrado que as DPSC podem ser diferenciadas por modulação com GFs, factores de transcrição, proteínas da matriz extracelular e moléculas receptoras em diferentes tipos de células, incluindo odontoblastos, osteoblastos, condrócitos, cardiomiócitos, células neuronais, adipócitos, células epiteliais da córnea, células de melanoma e células beta secretoras de insulina[92, 98].

Foram publicadas duas revisões sistemáticas para resumir e sintetizar a informação relativa às DPSCs / aplicações de engenharia de tecidos. Uma delas recolheu todos os estudos in vivo que utilizaram DPSCs para reparar ou regenerar tecidos não dentários. Os dados de 2309 artigos, dos quais 14 eram elegíveis, revelaram que a maioria das aplicações de DPSCs in vivo foi bem sucedida, embora ainda não esteja garantida para a gestão clínica[99].

A outra revisão sistemática avaliou a investigação in vivo sobre a eficácia das DPSC na regeneração óssea em modelos animais. Os dados de 17 estudos individuais sugerem que as DPSC são capazes de regenerar o osso quando aplicadas em defeitos ósseos reais, mas são ainda necessários estudos mais homogéneos para se chegar a uma conclusão precisa[100].

As DPSCs podem ser obtidas a partir de dentes de extracção ortodôntica ou de dentes do siso numa prática cirúrgica comum e não invasiva que pode ser facilmente submetida a mais de 80 passagens, mantendo a capacidade de diferenciação[98,101]. Além disso, as DPSCs são capazes de sobreviver e de se diferenciar em linhagens osteogénicas/dentinogénicas, mesmo quando expostas a condições inflamatórias, como na pulpite irreversível. Por conseguinte, constituem uma fonte de células estaminais potencialmente importante para utilização numa abordagem regenerativa de acolhimento celular[102].

Além disso, outra vantagem para a terapia baseada em células é o facto de as DPSC e as suas células derivadas de osteoblastos poderem ser criopreservadas a longo prazo com elevadas taxas de viabilidade celular e sem alterações nas características fenotípicas e na capacidade de diferenciação. Além disso, a criopreservação magnética foi recentemente utilizada para o armazenamento de dentes intactos e a criopreservação de tecido dentário com resultados de implantação satisfatórios[103].

Para além das suas capacidades de diferenciação, as DPSC têm também características imunomoduladoras. Foi referido que a imunogenicidade das DPSC é bastante baixa e que a expressão do antigénio de classe II do complexo de histocompatibilidade não existe nas DPSC. Além disso, o factor de crescimento dos hepatócitos (HGF), o antigénio G dos leucócitos humanos (HLA-G), o TGFe, a prostaglandina E2 (PGE2) e a interleucina-6 (IL-6), que são citocinas anti-inflamatórias, são libertados pelas DPSCs[91].

ii. Isolamento de DPSCs e meios para cultura de células

Estudos demonstraram que o método de isolamento e as condições de cultura podem induzir diferentes populações ou linhagens em passagens in vitro. Os dois métodos de isolamento mais amplamente adaptados para as DPSC têm sido a digestão enzimática directamente do tecido pulpar (DPSC-ED) ou o crescimento a partir de explantes de tecido pulpar (DPSC-OG)[92,104,105].

A digestão enzimática (DE) permite o isolamento de suspensões unicelulares de tecidos primários através da digestão com enzimas como as colagenases tipo I e II, dispase, tripsina e accutase[92,104]. Por outro lado, o método OG é mais simples e rápido e consiste em colocar fragmentos de polpa (pedaços de 1-2 mm^3) directamente na placa de cultura, de modo a que as células cresçam a partir dos explantes de tecido pulpar[104,105].

A comparação dos dois métodos mostrou que as DPSC apresentam uma maior taxa de proliferação, diferenciação e expressão de outros marcadores de superfície pelo método ED[104,106]. Embora o estabelecimento de uma cultura de células primárias a partir de explantes de tecidos demore mais tempo do que o método ED, permite o isolamento de uma população mais homogénea de células semelhantes a fibroblastos que migram para fora de vários fragmentos de tecido, deixando as células que não migram desintegrarem-se no tecido[105].

Foram concebidos vários meios comerciais de cultura de células com o objectivo de manter o potencial de auto-renovação e diferenciação das DPSC. Até à data, ainda não foi descrito um meio de cultura ideal que evite a diferenciação espontânea e as alterações das propriedades das células estaminais. Os meios de cultura mais comuns utilizados para as DPSC incluem o meio essencial mínimo alfa (a-MEM), o meio Eagle modificado de Dulbecco (DMEM), o meio nutritivo DMEM/Ham's F12 (DMEM/F12), o meio DMEM com baixo teor de glucose (DMEM-LG) e o meio DMEM Knock Out (DMEM-KO)[106].

Num estudo que comparou diferentes meios de cultura de células para o isolamento e a expansão de DPSCs, os resultados mostraram que o a-MEM e o DMEM-KO eram os meios de cultura mais óptimos, mantendo uma taxa de proliferação mais elevada, potencial de diferenciação e níveis mais baixos de senescência, quando comparados com o DMEM-LG e o DMEM/F12. Além disso, o a-MEM também aumentou a expressão de genes osteogénicos durante a diferenciação em passagens iniciais e tardias de DPSCs, enquanto os outros meios mostraram um nível reduzido dos mesmos genes[107].

Outro estudo demonstrou que o a-MEM aumentou a proliferação, a actividade da ALP e o número de células positivas para a actina do músculo alfa-suave, que representam uma fonte potencial de células progenitoras capazes de dar origem a células semelhantes a odontoblastos, quando comparado com o meio RPMI-1640[108]. Com base nestes resultados, o meio a-MEM poderia ser optimizado para melhorar a cultura a longo prazo de DPSCs, modificando as condições ou os suplementos para prolongar a propriedade de auto-renovação.[106-108]

iii. Diferenciação Odontogénica de DPSCs

As células estaminais da polpa dentária têm a capacidade de gerar dentina, o que torna a regeneração da polpa dentária uma possibilidade real. Num estudo inicial que utilizou DPSCs para transplante in vivo em conjunto com pó de hidroxiapatite/fosfato tricálcico (HA/TCP) em ratos imunocomprometidos. Seis semanas após o transplante, as DPSCs geraram uma estrutura primária semelhante à dentina que reveste as superfícies das partículas de HA/TCP, consistindo numa camada bem definida de células semelhantes a odontoblastos alinhadas, com os seus processos orientados na mesma direcção e estendendo-se em estruturas tubulares dentro da dentina recém-gerada[92].

Noutro estudo, as DPSCs foram semeadas nas superfícies de discos de dentina, previamente polidas com lixa de carboneto de silício 600, seguidas de tratamento químico com EDTA a 17% durante 10 minutos e ácido cítrico a 19% durante 1 minuto para remover a camada de esfregaço. No 16° dia, a análise microscópica electrónica de varrimento (SEM) revelou que as DPSCs estabeleceram uma morfologia semelhante à dos odontoblastos com um processo citoplasmático que se estende para um túbulo dentinário. Além disso, no mesmo estudo, as DPSCs formaram nódulos minerais quando cultivadas com dexametasona ou dexametasona mais 1, 25-dihidroxivitamina D3 in vitro[95] .

Além disso, foi estudado o efeito dos FGs e das moléculas bioactivas extraídas dos componentes da matriz dentinária (DMCs) na diferenciação dentinogénica e na mineralização in vitro das DPSCs; a adição de DMCs à cultura resultou num aumento das quantidades de deposição mineral pelas DPSCs, embora não parecesse aumentar a sua expressão de marcadores dentinogénicos, tais como a sialofosfoproteína dentinária (DSPP) e a proteína da matriz dentinária-1 (DMP1). Para além disso, as DMCs foram indicadas como sendo apenas capazes de promover a diferenciação odontoblástica quando combinadas com TGFei ou BMP-2[109-111] .

Os estudos endodônticos regenerativos baseados em andaimes também investigaram a diferenciação odontogénica das DPSCs para regenerar a polpa dentária e a dentina. Num estudo que utilizou suportes de ácido poli-láctico nanofibroso (NF-PLLA) combinados com dexametasona e proteína morfogenética óssea (BMP-7+DXM), as DPSC foram capazes de se diferenciar em células semelhantes a odontoblastos tanto in vitro como in vivo[112] .

Recentemente, um novo suporte de hidrogel termo-responsivo biodegradável à base de glicocitina (GC-TRS) foi investigado quanto aos seus efeitos na proliferação e diferenciação de DPCs na presença de derivado da matriz de esmalte (EMD). Os resultados revelaram que o GC-TRS suplementado com EMD permitiu a proliferação e a diferenciação odontogénica das DPSCs, como demonstrado pela expressão dos marcadores DSPP e DMP1[113] .

Na endodontia regenerativa, acredita-se que o uso do EDTA, bem como de outros agentes quelantes, pode induzir a diferenciação de odontoblastos através da libertação de FGs da matriz dentinária[36, 38] . Num estudo que avaliou os efeitos do EDTA na fixação e diferenciação de DPSCs, as imagens SEM mostraram que as DPSCs foram esticadas na direcção dos túbulos dentinários expostos à aplicação de EDTA após 3 dias de cultura. Para além disso, após três semanas em cultura, os níveis de expressão dos genes relacionados com a mineralização (DSPP e DMP-1) foram significativamente aumentados. Indicando que o tratamento da superfície da dentina com EDTA pode promover a fixação de DPSCs e a diferenciação de odontoblastos[114] .

V. Impacto da libertação de factores de crescimento no protocolo regenerativo clínico actual

Não só a desinfecção é um pré-requisito para um REPs bem sucedido, mas também a influência das soluções de irrigação no comportamento celular é igualmente importante. A combinação de instrumentação mínima, desinfecção e um enxaguamento final com EDTA a 17% estimulará a libertação de GFs (por exemplo, TGFei, VEGF) e outros factores de mobilização da dentina, o que promoverá a migração de células estaminais dos seus nichos, que por sua vez também libertarão GFs extracelularmente no coágulo de fibrina em desenvolvimento[38].

O cocktail de GFs colhidos, tanto da dentina como de fontes celulares, promoverá a proliferação e diferenciação em várias linhagens, resultando em processos de angiogénese, neurogénese e mineralização[2,115,116]. Além disso, a colocação do MTA em contacto com o coágulo sanguíneo induzirá a libertação de DMCs de forma prolongada, o que contribuirá de forma simbiótica para a proliferação e diferenciação celular no âmbito dos processos regenerativos em curso[81].

Assim, para melhorar os resultados do tratamento endodôntico regenerativo, uma investigação detalhada da libertação química dos factores de crescimento e da sua influência no comportamento celular é de grande importância para optimizar a forma mais eficaz de explorar o seu papel benéfico nos procedimentos de revitalização.

3 Objectivo do estudo

Este estudo teve como objectivo investigar o efeito da solução irrigadora final de quitosano, após agitação manual com agulha de irrigação ou agitação mecânica com lima XP-Endo Finisher, em comparação com o EDTA, na libertação de TGF-ei da dentina do canal radicular, utilizando o ensaio de imunoabsorção enzimática (ELISA), e avaliar o efeito do TGF-ei libertado nas células estaminais da polpa dentária (DPSCs).

Hipótese

A hipótese nula deste estudo era que não haveria diferença entre o EDTA a 17% e o quitosano a 1% como irrigação final, quando os espécimes eram tratados com o XP-Endo Finisher como agitação mecânica ou agitação manual utilizando uma agulha de irrigação.

Questões de investigação

Investigação P1: Em espécimes tratados com soluções de quitosano ou EDTA como irrigação final, a sua utilização ou a utilização do XP-Endo Finisher como agitação mecânica aumenta a libertação de TGFei da dentina do canal radicular em comparação com a agitação manual?

Investigação Q2: Se a libertação de TGFei da dentina do canal radicular afecta as células estaminais da polpa dentária (DPSCs)?

4 Esquema da investigação

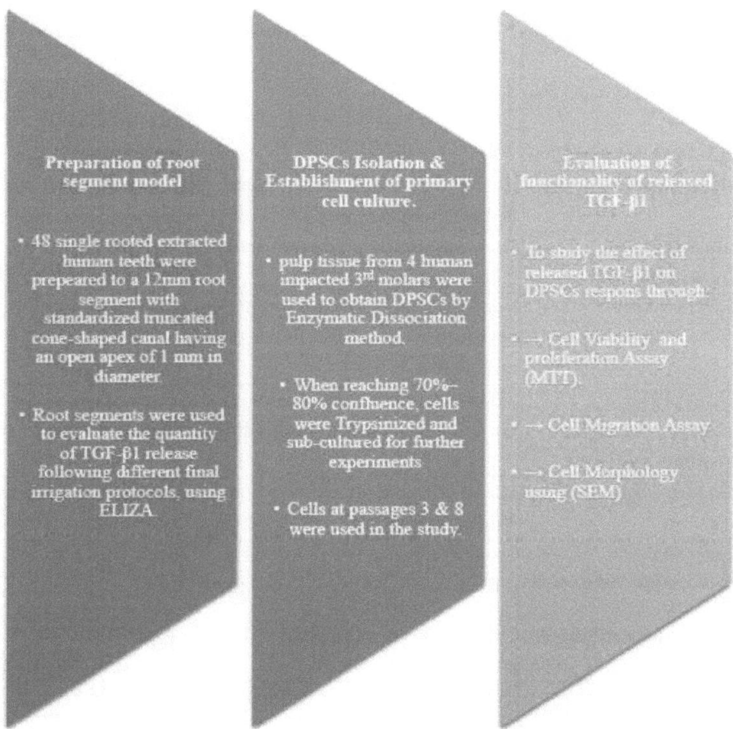

Figura (1): Ilustração esquemática do esquema geral da investigação.

MATERIAIS

Os instrumentos, materiais e dispositivos utilizados no presente estudo estão enumerados no Quadro (1)

Tabela (1): Instrumentos, materiais e dispositivos.

Não.	Nome da marca	Especificações	Fabricante
1	Disco de diamante de dupla face	Ferramenta de corte.	Komet, Alemanha.
2	Ficheiro K(#15-40) Ficheiro K(#45-80) Ficheiro K(#90-140)	Lima K em aço inoxidável.	MANI Inc. Japão.
3	Agulha Navi-Tip	Agulha de irrigação flexível de porta lateral de 30-gauge/21mm.	Ultradent Products Inc, EUA.
4	Ficheiro XP-Endo Finisher (ficheiro 0.0/25)	Acabamento com lima rotativa Ni-Ti.	FKG Dentaire, La Chaux-de-Fonds, Suíça.
5	BETADINA	Iodopovidona a 10% Solução anti-séptica de largo espectro de acção rápida.	Nilepharma Co., Egipto.

6	Hipoclorito de sódio "solução a 1,5%"	Solução de irrigação do canal radicular.	Empresa egípcia de produtos de limpeza para o lar (Clorox).
7	Verniz de unhas Flormar	Esmalte de secagem rápida para unhas -Cyan.	Kosan Koz. San. Ve., Turquia.
8	Solução de EDTA a 17% (ácido etilenodiaminotetracético)	Agente quelante.	Calix-E - Solução de EDTA, Dharma Resources, EUA.
9	Quitosana em pó	Cascas de camarão de quitosano (pó de baixa viscosidade).	Sigma-Aldrich, EUA.
10	Ácido acético 1% (solução aquosa)	Para dissolver o pó de quitosano.	Alpha Chemika, Índia.
11	Pontos de papel	Pontas de papel estéreis altamente absorventes para secagem de canais radiculares.	DiaDent Europe B.V.
12	MEM ALPHA	Meio para cultura de células.	Biowest, França.
13	Glutamina - Penicilina - Estreptomicina 100X	Antibiótico para cultura de células.	Biowest, França.
14	kit de teste ELISA	Para a detecção quantitativa de TGFei humano.	Chongqing Biospes Co., Ltd. China.
15	Fosfato 10X Solução salina tamponada (PBS)	Solução tampão normalmente utilizada na investigação biológica.	SRL, Pvt. Ltd. Índia
16	Solução de tiossulfato de sódio a 0,1%.	Um composto inorgânico utilizado para neutralizar o iodo.	Alpha Chemika, Índia
17	Colagenase tipo I	Para a dissociação de tecidos por via enzimática.	Sigma-Aldrich, EUA.
18	Soro fetal bovino (FBS)	Suplemento para cultura de células.	Biowest, França.
19	Kit de ensaio MTT.	Para detectar células proliferação/citotoxicidade.	Chongqing Biospes Co., Ltd. China
20	Peça de mão 10:1 Endo 90°.	Peça de mão recíproca de baixa velocidade para limas manuais.	Jeep Co., Ltd. China.
21	Espectro da Maratona M3.	Micro motor (Velocidade máxima: 35.000 rpm Binário: 2,9 Ncm).	Saeyang, Coreia.
22	Sistema de digitalização i-CAT.	Sistema de imagiologia utilizado para a CBCT.	Imaging Science International, Hatfield, PA.
23	Medidor de pH digital.	Para medir o pH das soluções de irrigação.	Hanna Instruments, Itália.
24	Fluxo de ar laminar (Thermo Scientific™ 1300 Series Classe II, Tipo A2)	Armário de Segurança Biológica.	Thermo Fisher Scientific Inc. Ohio, EUA.
25	E CONNECT	Motor endodôntico de binário limitado sem fio	Oitava Medicina Technology Co., Ltd.

26	Incubadora (New Brunswick Innova CO-170)	Incubadora de CO_2.	Richmond Scientific Ltd., Reino Unido.
27	Stat Fax 2100 Leitor de microplacas	Unidade de leitura compacta e totalmente automática para calcular os resultados de ensaios colorimétricos de ponto final.	Awareness Technologies, GMI inc., EUA.
28	Dispositivo isolador de polpa manual. **PCT/EG20 15/000026**	Dentes recém-extraídos Splitter.	Centro de Urologia e Nefrologia da Universidade de Mansoura, Egipto.
29	Filtro de células EZ-LINE.	Malha de nylon de 40 pm para esticar uma suspensão uniforme de células individuais.	Bio Basic Inc. Toronto, Canadá.
30	Centrifugadora Sigma 2-16PK	Centrifugadora de refrigeração.	Sigma Laborzentrifugen, Alemanha.
31	Microscópio Leica DM IL LED	Microscópio de luz invertido para imagiologia e rastreio de culturas de células e tecidos.	Leica Microsystems. Buffalo, EUA.
32	ThinCert™	Insertos para cultura de células, utilizados para o ensaio de migração de células transwell. Produzidos a partir de invólucros de poliestireno transparente de alta qualidade e membranas de poros capilares de tereftalato de polietileno	Greiner Bio-One GmbH, Alemanha
33	Microscópio electrónico de varrimento Quanta FEG 250.	Um Microscópio Electrónico de Varrimento ambiental utilizado para imagens de alta resolução e análise da composição por microanálise de raios X por dispersão de energia (EDS).	FEI Company, EUA

(A) MÉTODOS

I. Preparação do modelo do segmento radicular

Quarenta e oito dentes humanos extraídos por razões ortodônticas foram recolhidos da Clínica de Cirurgia Oral e Maxilofacial da Faculdade de Medicina Dentária para Raparigas da Universidade de Al-Azhar. Os dentes cumpriam os seguintes critérios:

1. Dentes permanentes não cariados com uma única raiz com uma configuração Vertucci de tipo I.

2. Ápice radicular maduro sem fracturas, alterações artificiais ou aberrações anatómicas.

Após a extracção, qualquer tecido mole solto foi removido raspando a superfície da raiz com uma lâmina de bisturi e, em seguida, os dentes recém-extraídos foram esterilizados por imersão alternada em iodopovidona a 10% e etanol a 70%. De seguida, os segmentos radiculares foram padronizados através de um corte a 12 mm do ápice com um disco diamantado de dupla face[84] (Fig.2b).

Todos os segmentos radiculares foram instrumentados com limas K manuais até ao tamanho 100, até ficarem visíveis a partir do ápice, utilizando uma peça de mão recíproca Endo 90° 10:1 alimentada por um micro motor, para guiar as limas manuais através dos canais suavemente, aplicando uma pressão apical muito ligeira, para obter um canal troncocónico padronizado com um ápice aberto de 1 mm de diâmetro (Fig. 2c). Durante a instrumentação, foi utilizado um total de 5 a 8 ml de NaOCl a 1,5% recém-preparado por modelo como solução de irrigação, dispensada através de uma agulha de irrigação flexível de calibre 30, que foi inserida o mais profundamente possível no canal radicular sem se prender. Finalmente, as superfícies externas da raiz foram cobertas com uma camada de verniz para unhas, e apenas a superfície interna do canal radicular foi deixada descoberta (Fig. 2d&e).

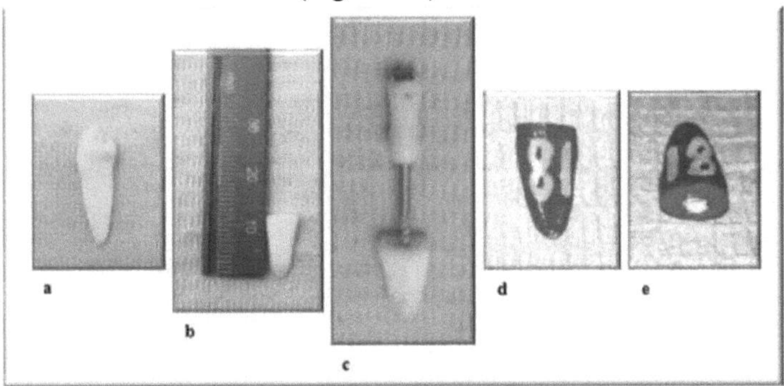

Figura (2): Uma fotografia que mostra a preparação do modelo do segmento radicular: **a)** dente permanente com uma única raiz esterilizada, **b)** a coroa foi removida e o segmento radicular foi padronizado para 12 mm, **c)** canal radicular preparado com uma lima k de tamanho #100 lavada no ápice, **d)** e e) A superfície externa da raiz foi coberta com verniz para unhas e a superfície interna do canal radicular foi deixada descoberta.

- Imagens de CBCT e cálculo do volume do canal:
Os segmentos radiculares foram embutidos num material de impressão de base de borracha de alta precisão que foi colocado em arcadas dentárias de plástico. Foram obtidas imagens de raios X tridimensionais utilizando o sistema de imagiologia i-CAT para determinar o volume do espaço do canal radicular preparado em cada segmento radicular. O i-CAT está equipado com um painel

plano de silicone amorfo e um único scan de 360 graus que recolhe os dados de projecção para reconstrução. O tamanho do campo de raios X aplicado no presente estudo foi de 16 cm de diâmetro x 4 cm de altura, o tempo de exposição foi de 26,9 segundos, operando a 120 kV e 5 mA com espessura de corte de 0,125 mm.

O volume do espaço do canal preparado em cada segmento de raiz foi calculado como um cone truncado[84] . Os parâmetros, incluindo o comprimento (L), o diâmetro coronal (D) e o diâmetro apical (d), foram visualizados e as medições foram efectuadas pelo software de imagiologia Invivo5 (Anatomage, EUA) (Fig. 3). A seguinte fórmula foi utilizada para calcular o volume (V) do espaço do canal:

$$V_{(canal)} = \Pi \, L \, \{(D/2)^2 + (D/2)\,(d/2) + (d/2)^2\} \, / \, 3$$

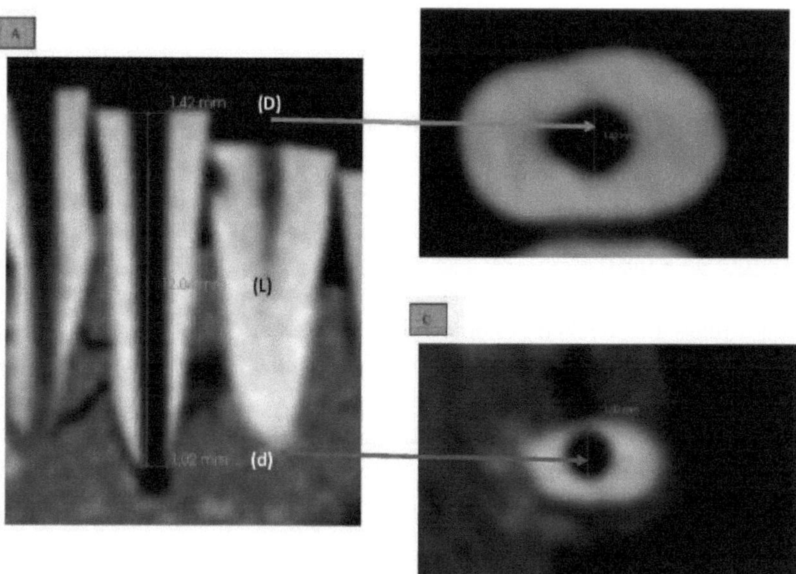

Figura (3): Imagens pós-instrumentação de uma TCFC. **A)** Vista sagital ilustrando as medições utilizadas para calcular o volume do canal radicular. O comprimento (L), o diâmetro coronal (D) e o diâmetro apical (d). **B) Vista axial para a** medição do raio coronal. **C) Vista axial para a** medição do raio apical.

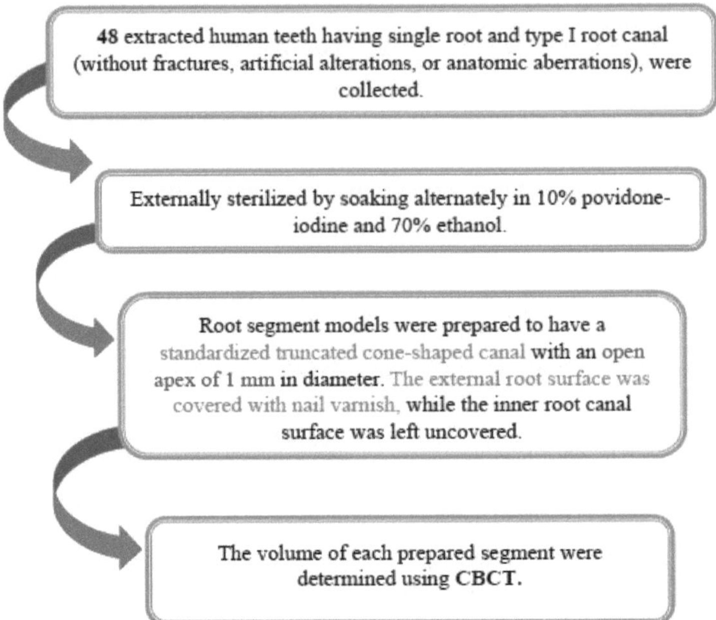

Figura (4): Representação esquemática da preparação das amostras.

- Tamanho da amostra

A dimensão da amostra foi calculada com base nos resultados de um estudo que utilizou a libertação de TGFei como resultado primário[84] . A amostra mínima necessária foi de 12 espécimes por subgrupo para um total de 48 espécimes, com base numa análise de variância de efeitos fixos 2 x 2; o primeiro factor (solução de irrigação) inclui 2 níveis e o segundo factor (técnica de agitação) inclui 2 níveis, utilizando um nível alfa (a) de 5% e um poder de 80%. O cálculo do tamanho da amostra foi efectuado com recurso ao IBM® SPSS® Sample Power® Release 3.0.1.

II. Agrupamento de amostras:

As amostras foram codificadas numericamente e divididas aleatoriamente em dois grupos experimentais principais, de acordo com a solução de irrigação final:

Grupo I (n=24): Solução irrigadora final de NaOCl a 1,5% seguida de EDTA a 17%.

Grupo II (n=24): NaOCl a 1,5% seguido de solução irrigadora final de quitosana a 1%.

Cada grupo foi subdividido em dois subgrupos (A e B) de acordo com a técnica de agitação final:

Subgrupo A (n = 12): Agitação manual com agulha de irrigação (movimento de cima para baixo).

Subgrupo B (n = 12): Agitação mecânica utilizando a XP-Endo Finisher File.

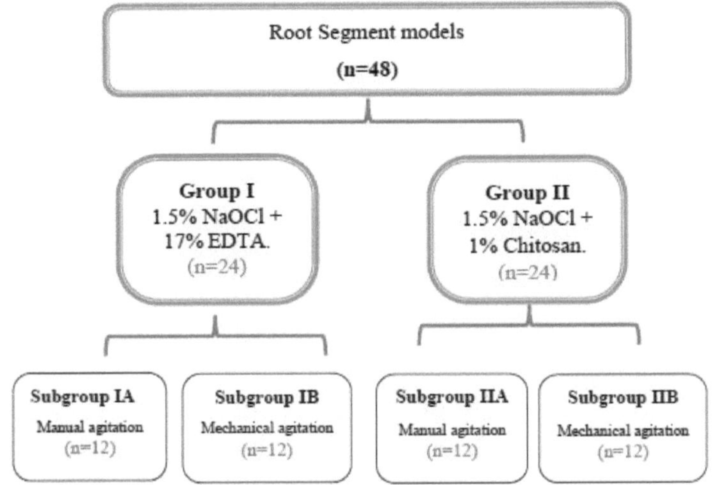

Figura (5): Representação esquemática para agrupamento de amostras.

III. Protocolos de irrigação:

O pH das soluções de irrigação foi medido utilizando um medidor de pH digital, e o procedimento de irrigação foi efectuado no interior de um exaustor de fluxo laminar, em condições assépticas meticulosas, no laboratório de Biologia Molecular da Faculdade de Medicina da Universidade do Cairo; com modelos de segmentos radiculares embutidos num material de impressão de base de borracha de alta precisão que foi colocado em arcadas dentárias de plástico para simular a situação clínica (Fig. 6).

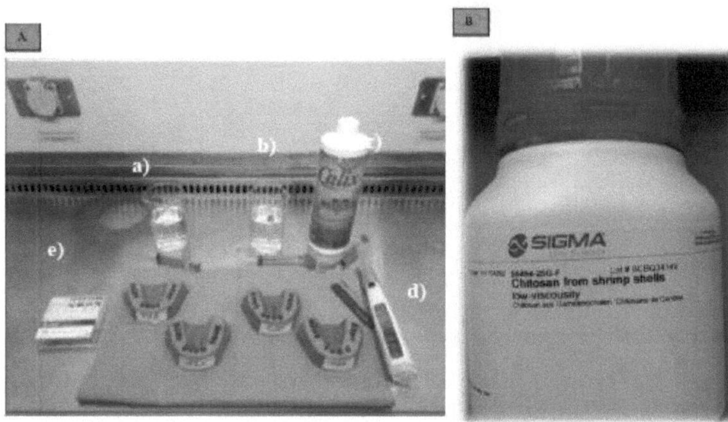

Figura (6): A) fotografia do interior do exaustor de fluxo laminar: a) solução de NaOCl a 1,5%, b) solução de Quitosana a 1%, c) solução de EDTA a 17%, d) motor endodôntico E CONNECT, e) pontas de papel absorvente. **B)** Pó de quitosano utilizado para a preparação. De solução de quitosano a 1%.

Subgrupo IA: (NaOCl a 1,5% seguido de EDTA a 17%) com agitação manual

Doze modelos de segmentos radiculares foram primeiramente irrigados com (20 mL/5 min. cada) de solução de NaOCl a 1,5%, pH 12, recém-preparada, dispensada através de uma agulha de irrigação flexível de calibre 3o-gauge/21mm, com extremidade fechada e aberturas laterais, onde a agulha foi inserida a 1 mm da extremidade do segmento radicular. Em seguida, cada segmento radicular recebeu uma irrigação final com solução de EDTA a 17% (20 mL/5min.), pH 9,5, dispensada lentamente usando um movimento constante para cima e para baixo dentro do terço apical.

Subgrupo IIA: (NaOCl a 1,5% seguido de quitosano a 1%) com agitação manual

Doze modelos de segmentos radiculares foram inicialmente irrigados com solução de NaOCl a 1,5%, seguida de irrigação final com solução de quitosano a 1%, pH 7, preparada de fresco, de acordo com o protocolo previamente descrito.

Para a preparação da solução de quitosana a 1%, dissolveu-se 1g de quitosana em pó em 100ml de ácido acético a 1%, sob agitação magnética, durante 2 horas à temperatura ambiente, até se obter uma solução homogénea e límpida. A solução foi armazenada no frigorífico num recipiente de vidro hermeticamente fechado e utilizada no prazo de duas semanas após a sua preparação[49, 50].

Subgrupos (I B e II B): (1,5% NaOCl seguido de 17% EDTA, ou 1% Quitosano) com agitação mecânica

Para estes subgrupos (Doze modelos de segmentos radiculares/subgrupo), as soluções de irrigação finais foram agitadas durante 1 minuto utilizando a lima XP-Endo Finisher da seguinte forma: - A lima XP-Endo Finisher #25/ 0.00 taper foi removida da embalagem blister esterilizada e montada numa peça de mão de redução 16:1 que era alimentada por um motor eléctrico de binário limitado a uma velocidade de rotação de 800 rpm e um controlo de binário de 1 N/cm. A lima XP-Endo Finisher foi então inserida no canal radicular de um modelo de segmento radicular até 1 mm da sua extremidade, depois a lima foi rodada no canal durante 1 minuto utilizando movimentos lentos e suaves para cima e para baixo, finalmente a lima foi removida do canal enquanto rodava.

Após a irrigação, os segmentos de raiz foram secos com pontas de papel e cada segmento foi colocado em 1 mL de meio essencial alfa-mínimo (a-MEM) suplementado com 100 U/mL de penicilina e 100 U/mL de estreptomicina. Em seguida, as amostras foram mantidas a 37º C durante 4 horas, 1 dia e 3 dias. Em cada momento, foi recolhido o meio de 4 amostras de cada subgrupo. A quantidade de TGFei libertada no meio de colheita foi quantificada utilizando o ensaio de imunoabsorção enzimática (ELISA)[84].

IV.   Quantificação do TGF β1 libertado
1.   Ensaio de imunoabsorção enzimática (ELISA)

Foi utilizado um kit ELISA comercial para quantificar a concentração de TGFei libertado. Este kit baseava-se na tecnologia de ensaio imuno-sorvente ligado a enzimas em sanduíche; o anticorpo policlonal anti-TGFei foi pré-revestido em placas de 96 poços e, em seguida, o anticorpo policlonal anti-TGFei conjugado com biotina foi utilizado como anticorpo de detecção. Após a preparação das placas ELISA e dos padrões TGFei ELISA, de acordo com o protocolo fornecido pelo fabricante, o procedimento de ensaio foi efectuado conforme apresentado no quadro (2).

Os substratos de TMB foram utilizados para visualizar a reacção enzimática da HRP, em que o TMB foi catalisado pela HRP para produzir um produto de cor azul que se transformou em amarelo após a adição de uma solução de paragem ácida (Fig. 7b & c). A densidade de amarelo é proporcional à quantidade de amostra de TGFei capturada na placa. A densidade óptica (D.O.) foi imediatamente determinada utilizando um leitor de microplacas^{TM} a 450 nm (Fig. 7d), sendo depois calculada a concentração de TGFei.

Tabela (2): Passos e reagentes utilizados no teste TGFei ELISA.

Etapa		Solução	Volume	Tempo
1	As amostras de teste foram adicionadas aos poços e depois incubadas a 37C.	Meio recolhido	100pl/poço	1 hora.
2	lavagem	Tampão de lavagem	17 ml	1-2 min.
3	lavagem	diluído em água destilada	17 ml	1-2 min.
4	lavagem	(1:25)	17 ml	1-2 min.
5	A solução conjugada com HRP foi adicionada aos poços e depois incubada a 37C.	Anticorpo anti-TGFpi humano conjugado com biotina	50pl/poço	30 min.
6	lavagem	Tampão de lavagem	17 ml	1-2 min.
7	lavagem	diluído em água destilada	17 ml	1-2 min.
8	lavagem	(1:25)	17 ml	1-2 min.
9	Substrato TMB adicionado aos poços e incubado a 37C.	Substrato A de TMB seguido de substrato B de TMB	25pl/poço seguido de 25pl/poço	15 min.
10	A reacção foi interrompida.	Solução de paragem ácida	50pl/poço	-

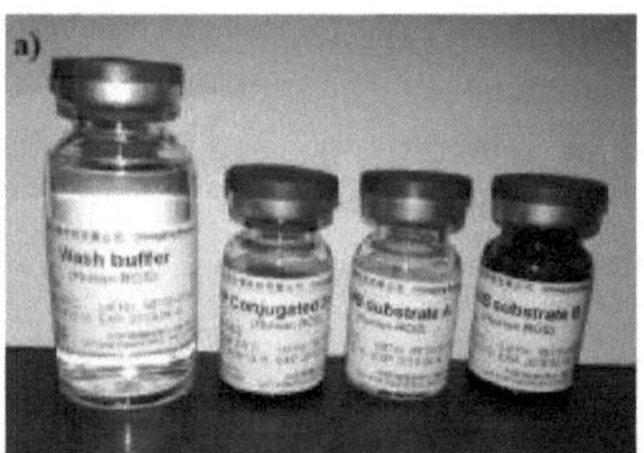

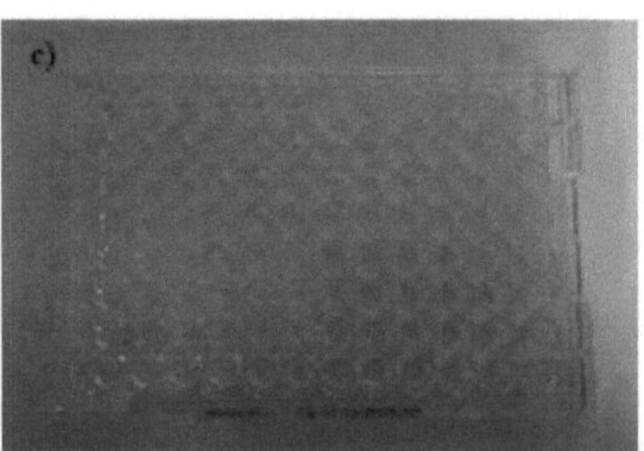

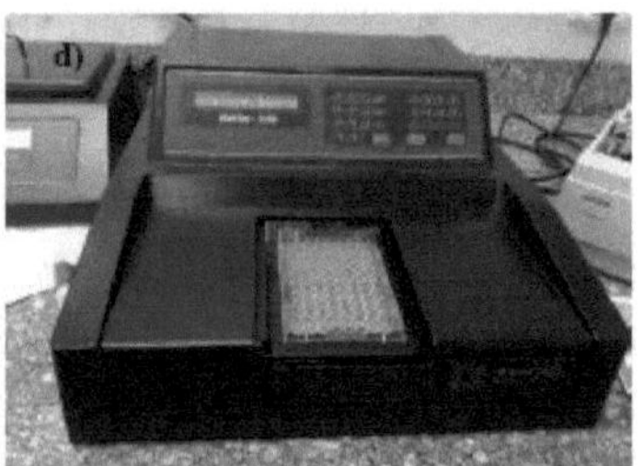

Figura (7): Fotografias que mostram o teste TGFei ELISA. **a)** Reagentes do kit ELISA comercial, da direita para a esquerda: Tampão de lavagem (25X), solução conjugada com HRP, substrato TMB A e substrato TMB B. **b)** Placa de 96 poços mostrando a cor azul produzida pelos substratos TMB, **c)** Placa de 96 poços mostrando a cor amarela produzida após a solução de paragem ácida, **d)**

Leitor de microplacas™ regulado para 450 nm.

2. Cálculo da concentração de TGFei no canal radicular

Considerando a diferença significativa entre o volume do espaço do canal radicular e o volume do meio utilizado no ELISA, a concentração final de TGFei no espaço do canal radicular foi calculada de acordo com a seguinte fórmula[84] :

$$\textbf{C (canal)} = \textbf{C (ELISA)}^{x} \; V \textbf{(meio colector)} / V \textbf{(canal)}$$

V. <u>Isolamento de DPSCs e estabelecimento de cultura de células primárias:</u>

i. Recolha de terceiros molares extraídos:

Quatro terceiros molares humanos impactados de 3 dadores foram extraídos e utilizados para o isolamento de DPSCs, de acordo com a aprovação ética (código REC EN-F-020-001) e com o consentimento escrito dos pacientes para a utilização das polpas dentárias dos seus dadores (Fig. 8), seguindo as directrizes e as normas éticas do Comité de Ética em Investigação (REC) da Faculdade de Medicina Dentária para raparigas, Universidade Al-Azhar.

<u>Os critérios de inclusão para a selecção foram:</u>

1. Dadores isentos de quaisquer doenças sistémicas ou orais que afectem os tecidos dentários.

2. Idade média de 20-24 anos.

3. Dentes sãos e não cariados.

Antes da extracção, foi pedido aos dadores que enxaguassem a boca com BETADINE durante 2 minutos e, em seguida, as cirurgias foram realizadas em condições estéreis meticulosas na Clínica de Cirurgia Oral e Maxilofacial, Faculdade de Medicina Dentária para Raparigas, Universidade Al- Azhar.

Imediatamente após a extracção, os dentes foram limpos com gaze esterilizada embebida em etanol a 70% durante 15 segundos, após o que as superfícies radiculares foram raspadas com uma lâmina de bisturi para remover quaisquer restos de tecidos moles e colocadas num tubo falcon esterilizado e refrigerado contendo 20 ml de solução salina tamponada com fosfato (PBS)[117] .

Cada dente foi esterilizado externamente utilizando o seguinte protocolo: primeiro, o dente foi lavado várias vezes em PBS estéril, seguido de imersão em povidoneiodina a 1% (PVP-I) durante 2 minutos, depois imersão em tiossulfato de sódio a 0,1% (para neutralizar o iodo) durante 1 minuto e, finalmente, lavado com PBS estéril [117].

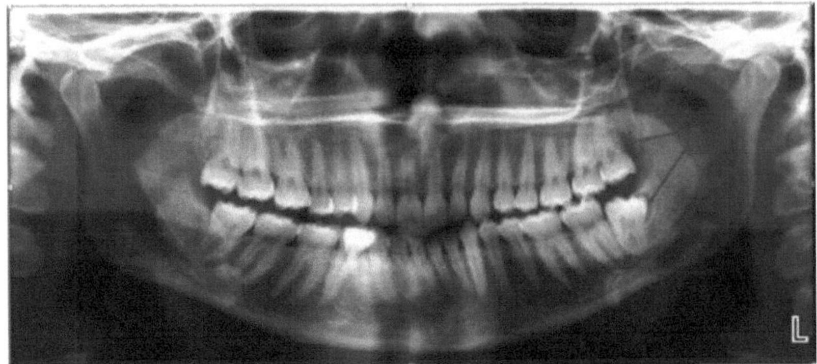

Figura (9): Fotografia mostrando a Radiografia Panorâmica de uma paciente ortodôntica de 24 anos que aceitou doar seus terceiros molares impactados; setas vermelhas apontando para 2 terceiros molares impactados que foram utilizados no estudo para obtenção de tecido pulpar dentário.

4. Divisão de terceiros molares extraídos

O tecido pulpar foi obtido após a fractura do dente utilizando o dispositivo Hand Held Pulp Isolator. Este dispositivo consistia em **1)** o **compacto**, que é uma ferramenta utilizada por carpinteiros e ferreiros para agarrar e adaptar coisas. **2) Caixas de divisão** que consistiam em **a. Recipiente**, que é uma caixa de 3cm de lado com uma profundidade de 5cm, aberta de um lado e fechada do outro; que ajuda a suportar o dente e evita que este salte durante a divisão. **b. Caixa de corte,** que é uma caixa de 2,5cm de lado com uma profundidade de 7cm e aberta de ambos os lados, no meio de um dos lados há uma lâmina de corte de aço inoxidável que se projecta da extremidade em 1cm para penetrar no dente (Fig.10).

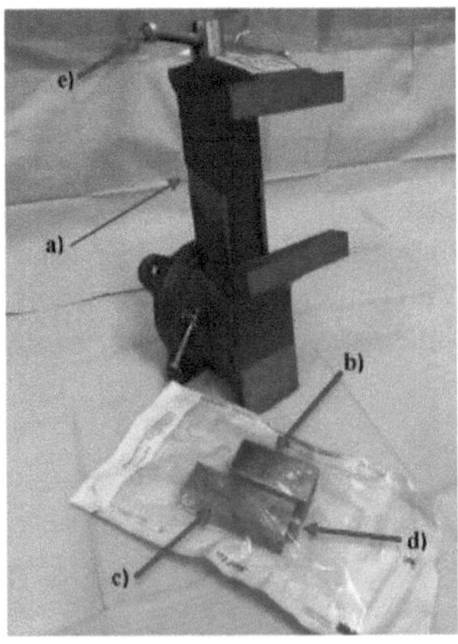

Figura (10): uma fotografia que mostra o dispositivo isolador de polpa manual e os seus componentes. **a)** O compacto, **b)** o contentor das caixas de separação, **c)** a caixa de corte, **d)** a lâmina de corte afiada de aço inoxidável simples, **e)** a alavanca de embraiagem do compacto.

Resumidamente, o dente foi mergulhado em PBS e colocado na sua superfície mais larga e regular no recipiente do dispositivo, depois o divisor do dispositivo (uma única lâmina afiada de aço inoxidável) foi adaptado à ranhura bucal ou lingual e a alavanca da embraiagem compacta (que é a unidade de distribuição de força) foi rodada lentamente para aplicar uma força paralela gradual através das hastes de esmalte para os túbulos dentinários até se ouvir o som de divisão e o dente se dividir em duas partes[118, 119] (Fig.11 a &b).

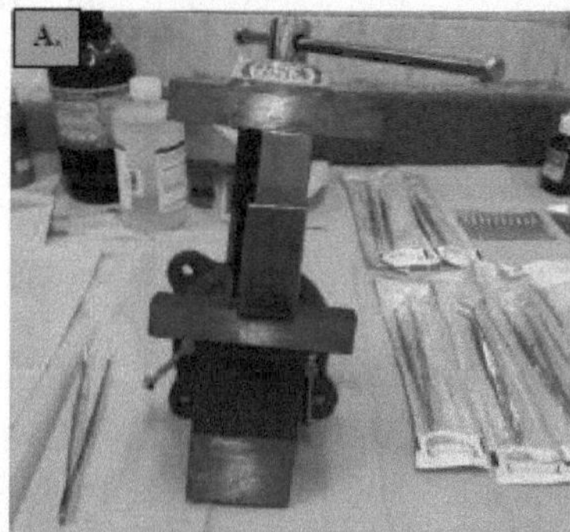
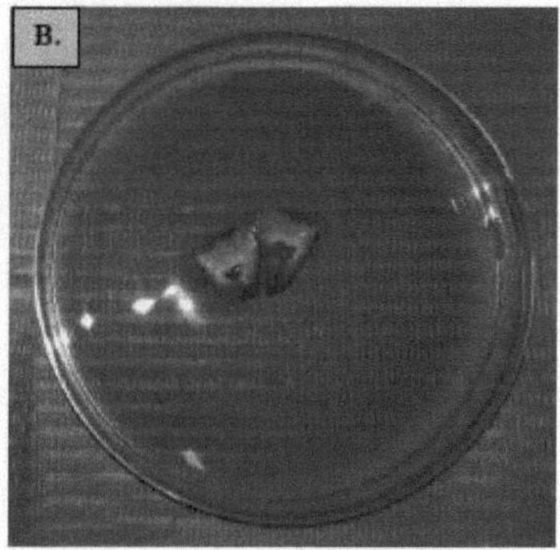

Figura (11): a) Fotografia mostrando como o dispositivo Hand Held Pulp Isolator foi usado com as caixas divididas seguradas pelo compacto e a alavanca da embraiagem girada para dividir o dente dentro do recipiente, **b)** Fotografia mostrando um dente molar que foi dividido em duas partes.

5. Colheita e transporte de tecido pulpar

As duas partes foram colocadas numa placa de Petri estéril contendo a-MEM suplementado com 100 U/mL de penicilina/estreptomicina, e a polpa foi dissecada do tecido duro circundante utilizando o lado rombo de uma pequena escavadora. O tecido pulpar obtido foi então armazenado num eppendorf estéril contendo 1 ml de a-MEM suplementado com 100 U/mL de penicilina/estreptomicina (Fig. 12) e transportado em gelo para o laboratório de Biologia Molecular da Faculdade de Medicina da Universidade do Cairo.

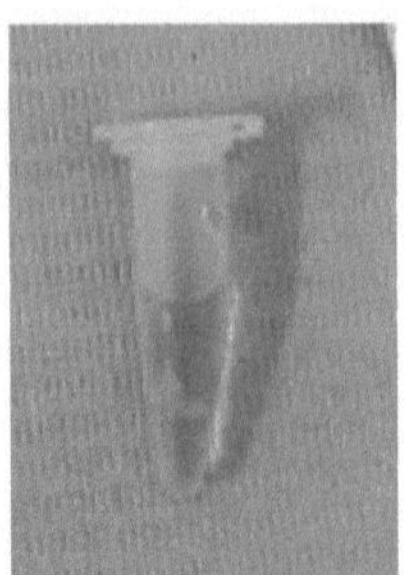

Figura (12): Fotografia mostrando o tecido pulpar extraído de um dente.

ii. Processamento de tecido pulpar dentário

Dentro da capela de fluxo laminar, o tecido pulpar foi cortado em pequenos pedaços com a ajuda de uma lâmina de bisturi e, em seguida, foi submetido a **Dissociação Enzimática** para isolamento de DPSCs. Resumidamente; pequenos pedaços de tecido pulpar foram transferidos para um tubo falcon com solução enzimática (0,5 mg de colagenase tipo I em 10 ml de PBS) e incubados durante 2 horas a 37 °C. O tubo foi suavemente agitado a cada 15 minutos para ajudar a quebrar o tecido[105] (Fig.13a-c).

Em seguida, os agregados celulares grandes foram removidos e a suspensão de células individuais foi obtida passando as células através de um filtro de células de 40 gm. A suspensão foi então centrifugada a 3 800 rpm durante 10 minutos à temperatura ambiente; o sobrenadante foi cuidadosamente pipetado e o pellet foi ressuspenso e semeado num frasco de cultura de 25 cm^2 com 5 ml de meio de proliferação (meio essencial alfa-mínimo (a-MEM) suplementado com penicilina/estreptomicina e FBS para terminar a dissociação enzimática numa proporção de 45:1:5 ml, respectivamente). O frasco de cultura foi incubado a 37 °C e a uma atmosfera de 5% de CO2, e o meio foi substituído a cada 3-4 dias. Quando as células atingiram a confluência, foi efectuada a citometria de fluxo[105] (Fig. 13d-f).

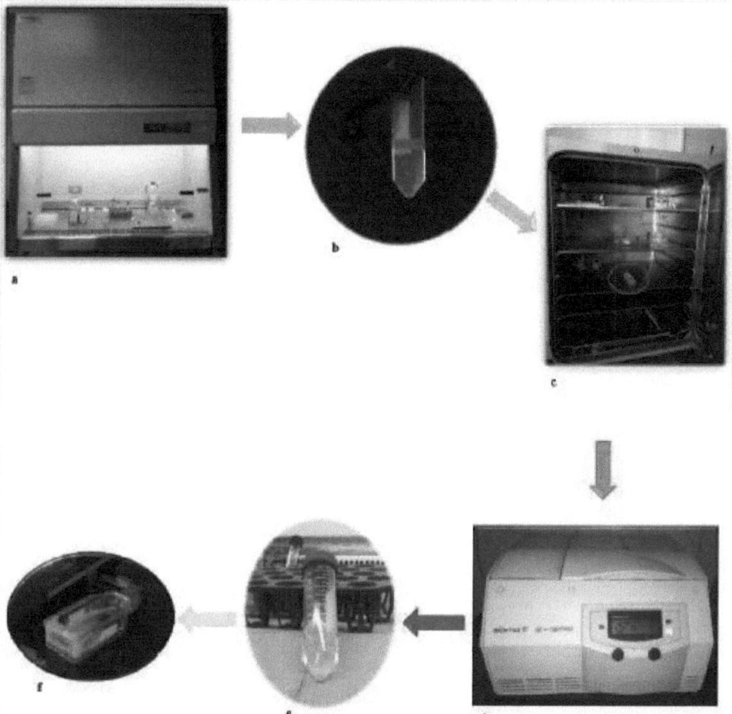

Figura (13): Uma fotografia que mostra as etapas do isolamento das DPSCs: **a)** capela de fluxo laminar, **b)** dissociação enzimática, **c)** dentro da incubadora de CO_2, **d)** centrifugação, **e)** pellet de células obtido, **f)** frasco de cultura primária.

Esquema para o isolamento de DPSCs e estabelecimento de cultura de células primárias

4 molares humanos impactados 3 rd

Esterilizado externamente por várias lavagens em PBS estéril, seguido de imersão
em 1% (PVP-I) durante 2 min, depois imersão em tiossulfato de sódio a 0,1% durante 1 min
e, finalmente, lavado com PBS estéril

Cada dente foi dividido em duas partes utilizando o dispositivo isolador de polpa manual

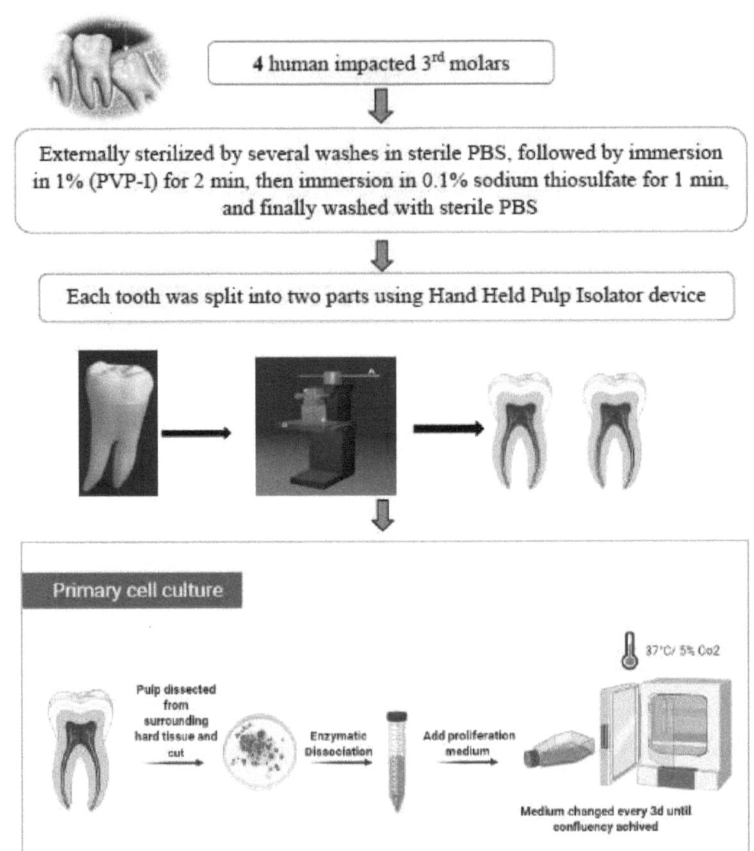

Figura (14): Diagrama esquemático para o processamento inicial do dente e estabelecimento da cultura primária de DPSCs.

iii. Identificação de células estaminais isoladas

Análise morfológica: a cultura de células foi monitorizada regularmente e a morfologia das células ligadas ao frasco de cultura foi visualizada utilizando um microscópio de luz invertido (Fig.15). Quando atingiram 70%-80% de confluência, as células foram colhidas com tripsina/EDTA a 0,05% e subcultivadas para outras experiências.

Análise de citometria de fluxo: A expressão dos antigénios de superfície das células estaminais mesenquimais foi analisada por citometria de fluxo; 1×10^6 células foram colhidas em solução salina tamponada com fosfato (PBS), lavadas e ressuspendidas no tampão de coloração para citometria de fluxo. Em seguida, foram incubadas com anticorpos anti-humanos de ratinho marcados com isotiocianato de fluoresceína (FITC) (CD90-FITC, CD105-PE, CD34-FITC e CD45-PE; todos fornecidos pela Biosciences) durante 1 hora a 4^0 C. Os perfis de expressão foram examinados utilizando um sistema de citometria de fluxo LSR II (BD Biosciences). Foram utilizadas pelo menos 50 000 células para a análise da triagem celular activada por fluorescência.

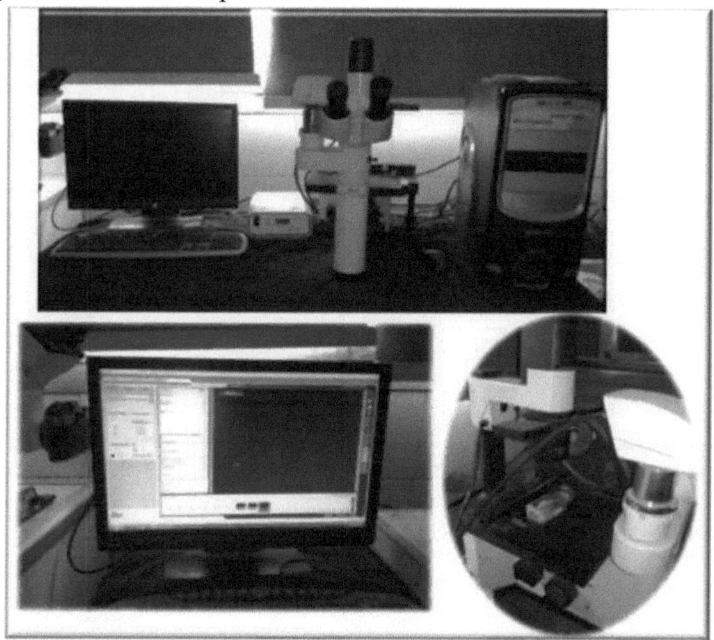

Figura (15): Uma fotografia que mostra o microscópio de luz invertido (Leica DM IL LED)

VI. Proliferação, migração e observação SEM de DPSCs
i. Viabilidade e proliferação de DPSCs (Ensaio MTT)

A proliferação celular e a sobrevivência em resposta a 1,5% de NaOCl, 17% de EDTA, 1% de quitosano e diferentes concentrações de TGFei libertado foram estudadas utilizando o kit de proliferação celular MTT. O MTT é um ensaio colorimétrico rápido que envolve a capacidade de as células viáveis converterem o sal solúvel MTT [3-(4,5-dimetil-2-tiazolil)-2,5-difenil-2-H-brometo de tetrazólio] no produto final Formazan de cristal púrpura através de enzimas desidrogenase mitocondriais. Resumidamente, 3x 10^3 DPSCs humanas (3000 células/poço) foram cultivadas numa placa de 96 poços em a-MEM com 10% de FBS e incubadas a 37 °C e numa atmosfera de 5% de CO_2 até as células aderirem ao chão do poço. Após a aderência das células, foram adicionadas à placa soluções de NaOCl a 1,5%, EDTA a 17%, quitosano a 1% ou diferentes concentrações de TGFei libertado (100 g/poço) (Fig. 16a), seguidas de incubação a 37 °C e a uma atmosfera de 5% de CO_2 durante 24 horas. O meio sem GFs serviu de controlo.

Em seguida, foram adicionados 10 g de MTT a cada poço e deixados a incubar nas mesmas condições durante mais 2 horas. Em seguida, adicionou-se tampão diluente de formazano a cada poço (100 g/poço) e incubou-se a placa durante a noite até os cristais se dissolverem completamente (Fig.16b). Finalmente, a absorção da luz foi medida a 570 nm utilizando um leitor ELISA de microplacas; quando o valor da densidade óptica é mais elevado, a proliferação celular é mais rápida; inversamente, se o valor da densidade óptica for mais baixo, a citotoxicidade celular é maior.

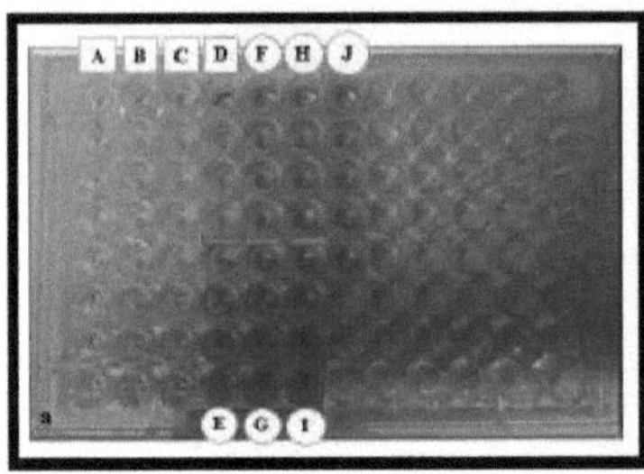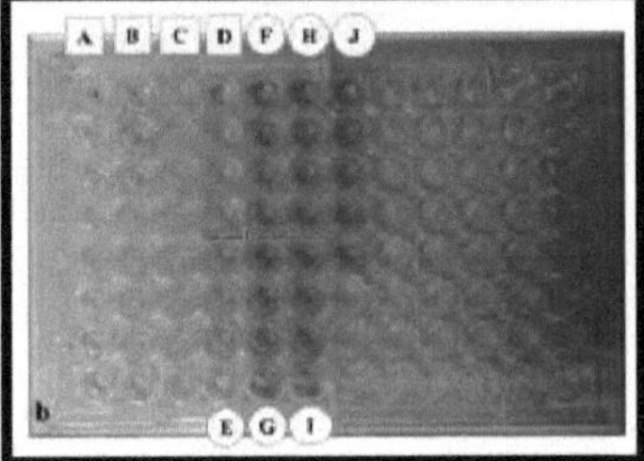

Figura (16): Uma fotografia mostrando o ensaio de proliferação celular MTT.
a) Soluções adicionadas após a adesão das células à placa. **b)** A solução colorida resultante após a adição de DMSO.
A. 1,5% NaOCl (pH 12).
B. EDTA a 17% (pH 9,5).
C. 1% Quitosano (pH 7).
D. Controlo.
E-J. Diferentes concentrações de TGF- pl.

ii. Migração de DPSCs (ensaio Transwell)

Para investigar se o TGFei libertado pode estimular a migração das DPSCs, foi efectuado um ensaio Transwell. Resumidamente, num ambiente estéril, capela de fluxo laminar, as DPSCs foram primeiramente destacadas do frasco de cultura de tecidos utilizando uma solução de tripsina-EDTA a 0,25%, peladas por centrifugação e ressuspendidas em meios de cultura sem soro, com uma densidade de sementeira de 5×10^5 DPSCs/ml. Em seguida, a migração das DPSCs foi analisada utilizando um ensaio de câmara de Boyden modificado, em que 100 gL de solução celular foram adicionados na câmara superior, no topo das inserções de membrana transwell com um tamanho de poro de 4 ^m, e incubados durante 10 minutos a 37 °C e 5% de CO2 para permitir que as células assentassem.

Após a aderência das células, as câmaras inferiores (poços) foram cuidadosamente preenchidas com 600 gL de meios de cultura utilizando uma pipeta, e os meios continham diferentes concentrações de FBS (grupos de controlo) ou modelos de segmentos de raiz pré-tratados (Fig. 17), conforme indicado no Quadro (3)[38, 84] .

Após 1 e 3 dias de incubação, os insertos transwell foram retirados da placa e as células migradas (células que tinham caído no meio na câmara inferior) foram contadas em 5 campos microscópicos (contagem de células/poço) utilizando uma objectiva de 40 x sob um microscópio invertido[38, 84] .

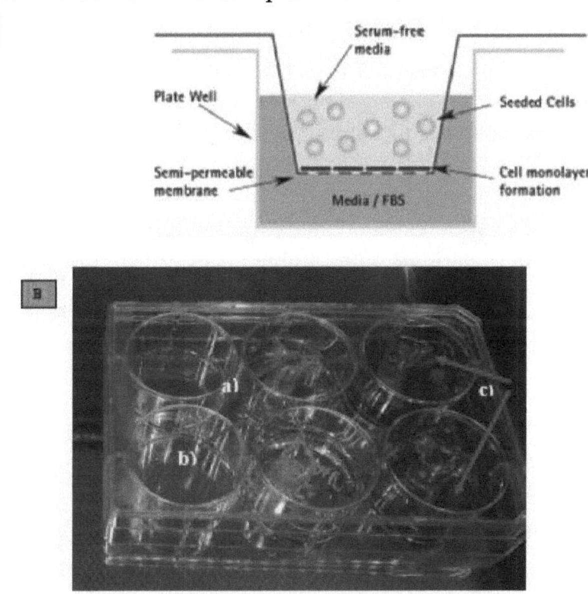

Figura (17): A) Diagrama esquemático do ensaio de Transwell. **B)** Fotografia mostrando o ensaio Transwell utilizando uma câmara de migração de 6 mm de diâmetro/6 poços. a) Câmara superior com inserção de membrana na parte inferior. b) Câmara inferior, c) modelos de segmentos radiculares pré-tratados
Tabela (3): Meio de cultura dos grupos de teste e de controlo para o ensaio de migração.

Grupos	Câmara superior	Câmara inferior
modelos de segmentos radiculares pré-tratados (1,5% NaOCl / 17% EDTA com agitação manual)	a-MEM+1% FBS	a-MEM+1% FBS
modelos de segmentos radiculares pré-tratados (1,5% NaOCl / 17% EDTA com agitação mecânica)	a-MEM+1% FBS	a-MEM+1% FBS
modelos de segmentos radiculares pré-tratados (1,5% NaOCl / 1% Quitosano com agitação manual)	a-MEM+1% FBS	a-MEM+1% FBS
modelos de segmentos	a-MEM+1% FBS	a-MEM+1% FBS

radiculares pré-tratados (1,5% NaOCl / 1% Quitosano com agitação mecânica)		
Controlo positivo (20% FBS)	a-MEM+1% FBS	a-MEM+20% FBS
Controlo negativo (1% FBS)	a-MEM+1% FBS	a-MEM+1% FBS

iii. Avaliação morfológica de DPSCs cultivadas em modelos de segmentos radiculares utilizando Microscopia Electrónica de Varrimento

Para investigar melhor o efeito do TGFei libertado na resposta das DPSCs, as células foram semeadas em modelos de segmentos radiculares pré-tratados (representando os quatro subgrupos de protocolos de irrigação testados) e a morfologia celular foi avaliada por meio de microscopia electrónica de varrimento (SEM). Resumidamente, 1 x 10^6 células/mL de meio de cultura a-MEM foram semeadas no espaço canalar de modelos de segmentos radiculares utilizando uma micro-seringa, num ambiente estéril dentro da capela de fluxo laminar; onde cada segmento radicular contendo as células foi individualmente colocado na vertical em tubos eppendorf estéreis de 1,8mL e mantido a 37°C numa atmosfera humidificada de 5% de CO2 [120].

Após 3 dias, os segmentos radiculares foram preparados para avaliação por MEV, fixando os tecidos dos segmentos em solução de glutaraldeído a 2% durante 30 min. à temperatura ambiente, sendo depois removidos da solução e secos em papel de filtro. Os segmentos secos foram sulcados longitudinalmente na superfície externa com um disco de diamante, evitando a penetração nos canais radiculares; em seguida, foram divididos em duas metades com um cinzel e montados em stubs de MEV[120].

Os espécimes foram analisados em condições ambientais sem revestimento metálico prévio. Todos os espécimes foram examinados e as imagens micrográficas foram registadas no Centro de Investigação de Dessalinização do Egipto (EDRC), no Centro de Investigação do Deserto (DRC), no Cairo; as condições aplicadas ao SEM foram as seguintes 9-11 mm de distância de trabalho, com detetor na lente com uma tensão de excitação de 5 kV. Foram tiradas micrografias representativas (ampliações de *500 e *2000) da morfologia celular relativa e da área de superfície coberta por DPSCs de três áreas de cada espécime, incluindo os aspectos apical, médio e coronal do canal radicular.

VII. Análise estatística

A normalidade dos dados numéricos foi analisada através da verificação da distribuição dos dados e da utilização de testes de normalidade (testes de Kolmogorov-Smirnov e Shapiro-Wilk). Os dados foram apresentados como valores médios e de desvio padrão (DP). O teste U de Mann-Whitney foi utilizado para comparar as soluções irrigantes, bem como as técnicas de irrigação. O teste de Kruskal-Wallis foi utilizado para comparar diferentes períodos de tempo. O teste de Dunn foi utilizado para comparações entre pares quando o teste de Kruskal-Wallis é significativo. Foi utilizada uma ANOVA de medidas repetidas para detectar o efeito das soluções de irrigação e das diferentes concentrações de TGFei libertado nas DPSCs. O nível de significância foi fixado em $P < 0,05$. A análise estatística foi efectuada com o IBM SPSS Statistics for Windows (Versão 23.0. Armonk, NY: IBM Corp).

5 RESULTADOS

I. <u>Concentração de TGFe libertado</u>

Os testes de normalidade (testes de Kolmogorov-Smirnov e Shapiro-Wilk) revelaram que todos os dados apresentavam uma distribuição não paramétrica.

1. Comparação entre soluções de irrigação:

a. Irrigação com agulha utilizando a técnica de agitação manual: (Tabela 4) e (Fig. 18)

Os valores médios e o desvio padrão da concentração de TGFei após a irrigação com NaOCl /17% EDTA foram 139,5 ± 20,5, 136,8 ± 47,5 e 136,9 ± 16,9 às 4 horas, 1 dia e 3 dias, respectivamente. Por outro lado, os valores médios e o desvio padrão da concentração de TGFei após a irrigação com NaOCl /1% de quitosano foram 148,9 ± 20,6, 112,4 ± 11,3 e 120,8 ± 30,1 às 4 horas, 1 dia e 3 dias, respectivamente.

Os resultados mostraram que a utilização de NaOCl / quitosano a 1% resultou numa concentração média mais elevada de TGFei libertado às 4 horas (148,9 pg/ml) em comparação com NaOCl / EDTA a 17% (139,5 pg/ml). No entanto, o teste U de Mann-Whitney não revelou uma diferença estatisticamente significativa (valor de P = 0,386, tamanho do efeito = 0,643). Por outro lado, os resultados mostraram que, ao fim de 1 e 3 dias, a utilização de NaOCl /17% EDTA resultou numa concentração média mais elevada de TGFei libertado (136,8 e 136,9 pg/ml), respectivamente, em comparação com NaOCl /1% quitosano (112,4 e 120,8 pg/ml). No entanto, o teste U de Mann-Whitney mostrou que a diferença não era estatisticamente significativa (*valor de P =* 0,773, tamanho do efeito = 0,205) e (*valor de P =* 0,386, tamanho do efeito = 0,643), respectivamente.

b. Técnica de agitação do XP-Endo Finisher:

Os valores médios e o desvio padrão da concentração de TGFei após a irrigação com NaOCl /17% EDTA foram 159 ± 25,5, 136,4 ± 25,8 e 151 ± 9,8 às 4 horas, 1 dia e 3 dias, respectivamente. Por outro lado, os valores médios e o desvio padrão da concentração de TGFei após a irrigação com NaOCl /1% de quitosano foram de 139,9 ± 28,4, 150,3 ± 30,6 e 148,3 ± 23,5 às 4 horas, 1 dia e 3 dias, respectivamente.

Os resultados mostraram que, tanto às 4 horas como aos 3 dias, a utilização de NaOCl /17% EDTA resultou numa concentração média mais elevada de TGFei libertado (i59 e i5i pg/ml), respectivamente, em comparação com NaOCl /1% quitosano (139,9 e 148,3pg/ml). No entanto, o teste U de Mann-Whitney mostrou que não havia diferença estatisticamente significativa (valor de P =

0,564, tamanho do efeito = 0,417) e (valor de P = 0,289, tamanho do efeito = 0,875), respectivamente. Por outro lado, os resultados mostraram que a utilização de NaOCl /1% quitosano resultou numa concentração média mais elevada de TGFei libertado ao fim de 1 dia (150,3 pg/ml) em comparação com NaOCl /17% EDTA (136,4 pg/ml). No entanto, o teste U de Mann-Whitney não revelou diferenças estatisticamente significativas (*valor de P* = 0,248, tamanho do efeito = 0,894).

Tabela (4). Valores médios, desvio padrão (DP) e resultados do teste U de Mann-Whitney para comparação entre as concentrações de TGFei com diferentes soluções de irrigação

Técnica de irrigação	Tempo	NaOCl /17% EDTA		NaOCl /1% Quitosano		Valor *de p*	Tamanho do efeito *(d)*
		Média	SD	Mea	SD		
Irrigação por agulha	4 horas	139.5	20.5	148.9	20.6	0.386	0.643
	1 dia	136.8	47.5	112.4	11.3	0.773	0.205
	3 dias	136.9	16.9	120.8	30.1	0.386	0.643
Finalizador XP-Endo	4 horas	159	25.5	139.9	28.4	0.564	0.417
	1 dia	136.4	25.8	150.3	30.6	0.248	0.894
	3 dias	151	9.8	148.3	23.5	0.289	0.875

**- Significativo a P < 0,05*

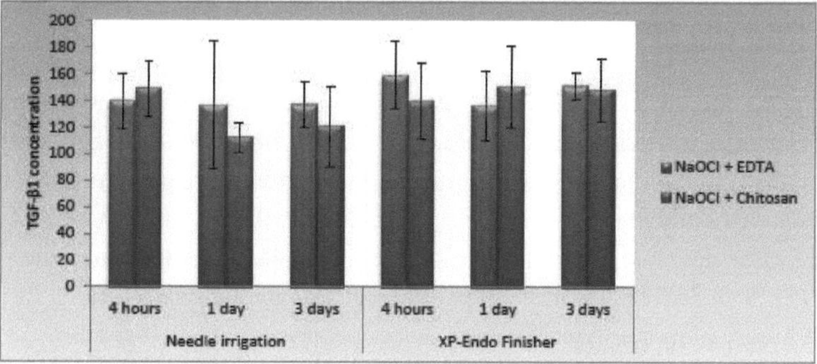

Figura (18): Gráfico de barras representando os valores médios e de desvio padrão para as concentrações de TGFei após a utilização das duas soluções irrigantes.

2. **Comparação entre técnicas de irrigação:** (Quadro 5) e (Fig. 19)

a. **Solução de irrigação final NaOCl /17% EDTA:**

Os valores médios e o desvio padrão da concentração de TGFei com a técnica de irrigação por agulha foram 139,5 ± 20,5, 136,8 ± 47,5 e 136,9 ± 16,9 às 4 horas, 1 dia e 3 dias, respectivamente. Por outro lado, os valores médios e o desvio padrão da concentração de TGFei com a técnica de activação XP-Endo Finisher foram 159 ± 25,5, 136,4 ± 25,8 e 151 ± 9,8 às 4 horas, 1 dia e 3 dias, respectivamente.

Os resultados mostraram que, tanto às 4 horas como aos 3 dias, a utilização da técnica de activação XP-Endo Finisher resultou numa concentração média mais elevada de TGFei libertado (159 e 151 pg/ml), respectivamente, em comparação com a técnica de irrigação com agulha (139,5 e 136,9 pg/ml). No entanto, o teste U de Mann-Whitney mostrou que não existia uma diferença estatisticamente significativa (P-value = 0,386, Effect size = 0,643) e (P-value = 0,289, Effect size = 0,875), respectivamente.

b. Solução de irrigação final NaOCl /1% Chitosan:

Os valores médios e o desvio padrão da concentração de TGFei com a técnica de irrigação por agulha foram 148,9 ± 20,6, 112,4 ± 11,3 e 120,8 ± 30,1 às 4 horas, 1 dia e 3 dias, respectivamente. Por outro lado, os valores médios e o desvio padrão da concentração de TGFei com a técnica de activação XP-Endo Finisher foram 139,9 ± 28,4, 150,3 ± 30,6 e 148,3 ± 23,5 às 4 horas, 1 dia e 3 dias, respectivamente.

Os resultados mostraram que a utilização da técnica de irrigação com agulha resultou numa concentração média mais elevada de TGFei libertado às 4 horas (i48,9 pg/ml) em comparação com a técnica de activação XP-Endo Finisher (139,9 pg/ml). No entanto, o teste U de Mann-Whitney não revelou qualquer diferença estatisticamente significativa (valor de P = 0,564, tamanho do efeito = 0,417). Por outro lado, os resultados mostraram que, ao 1 dia e ao 3 dia, a utilização da técnica de activação XP- Endo Finisher resultou numa concentração média mais elevada de TGFei libertado (i50,3 e i48,3 pg/ml), respectivamente, em comparação com a técnica de irrigação com agulha (112,4 e 120,8 pg/ml). No entanto, o teste U de Mann-Whitney mostrou que a diferença não era estatisticamente significativa (valor de P = 0,149, tamanho do efeito = 1,187) e (valor de P = 0,564, tamanho do efeito = 0,417), respectivamente.

Tabela (5). Valores médios, desvio padrão (DP) e resultados do teste U de Mann-Whitney para comparação entre as concentrações de TGFei com diferentes técnicas de irrigação

Solução de irrigação	Tempo	Irrigação por agulha		Finalizador XP-Endo		Valor *de p*	Tamanho do efeito *(d)*
		Média	SD	Média	SD		
NaOCl /17% EDTA	4 horas	139.5	20.5	159	25.5	0.386	0.643
	1 dia	136.8	47.5	136.4	25.8	1.000	0.000
	3 dias	136.9	16.9	151	9.8	0.289	0.875
NaOCl /1% Quitosano	4 horas	148.9	20.6	139.9	28.4	0.564	0.417
	1 dia	112.4	11.3	150.3	30.6	0.149	1.187
	3 dias	120.8	30.1	148.3	23.5	0.564	0.417

**- Significativo a P < 0,05*

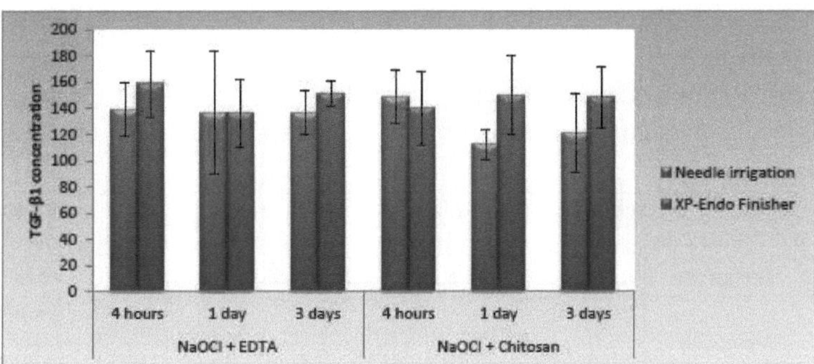

Figura (19): Gráfico de barras representando os valores médios e de desvio padrão para as concentrações de TGFei após a utilização das duas técnicas de irrigação

3. Comparação entre períodos de tempo: (Quadro 6) e (Fig. 20)

a. NaOCl /17% EDTA utilizando técnicas de irrigação por agulha com agitação manual ou técnicas de agitação XP- Endo Finisher:

Os valores médios e o desvio padrão da concentração de TGFei com a técnica de irrigação com agulha agitada manualmente foram 139,5 ± 20,5, 136,8 ± 47,5 e 136,9 ± 16,9 às 4 horas, 1 dia e 3 dias, respectivamente. Por outro lado, os valores médios e o desvio padrão da concentração de TGFei com a técnica de agitação XP-Endo Finisher foram 159 ± 25,5, 136,4 ± 25,8 e 151 ± 9,8 às 4 horas, 1 dia e 3 dias, respectivamente.

A comparação entre as concentrações médias de TGFei em diferentes períodos de tempo, utilizando o teste de Kruskal-Wallis, revelou que não existia qualquer diferença estatisticamente significativa quer com a técnica de irrigação com agulha agitada manualmente (*valor de P* = 0,944, tamanho do efeito = 0,209), quer após a agitação do XP-Endo Finisher (*valor de P* = 0,492, tamanho do efeito = 0,073).

b. NaOCl /1% Chitosan utilizando técnicas de irrigação com agulha agitada manualmente ou técnicas de agitação XP- Endo Finisher:

Os valores médios e o desvio padrão da concentração de TGFei com a técnica de irrigação por agulha agitada manualmente foram 148,9 ± 20,6, 112,4 ± 11,3 e 120,8 ± 30,1 às 4 horas, 1 dia e 3 dias, respectivamente. Por outro lado, os valores médios e o desvio padrão da concentração de TGFei com a técnica de agitação XP-Endo Finisher foram 139,9 ± 28,4, 150,3 ± 30,6 e 148,3 ± 23,5 às 4 horas, 1 dia e 3 dias, respectivamente.

A comparação entre as concentrações médias de TGFei em diferentes períodos de tempo, utilizando o teste de Kruskal-Wallis, revelou que não existia uma diferença estatisticamente significativa quer com a técnica de irrigação com agulha agitada manualmente (valor de P = 0,105, tamanho do efeito = 0,278), quer após a agitação do XP-Endo Finisher (valor de P = 0,668, tamanho do efeito = 0,132).

Tabela (6). Valores médios, desvio padrão (DP) e resultados do teste de Kruskal-Wallis para comparação entre as concentrações de TGFei em diferentes períodos de tempo

Solução de irrigação	Técnica de irrigação	4 horas		1 dia		3 dias		Valor *P*	Tamanho do efeito *(Eta ao quadrado)*
		Média	SD	Média	SD	Média	SD		
NaOCl + EDTA	Irrigação por agulha	139.5	20.5	136.8	47.5	136.9	16.9	0.944	0.209
	XP-Endo Finalizador	159	25.5	136.4	25.8	151	9.8	0.492	0.073
NaOCl + Quitosano	Irrigação por agulha	148.9	20.6	112.4	11.3	120.8	30.1	0.105	0.278
	XP-Endo Finalizador	139.9	28.4	150.3	30.6	148.3	23.5	0.668	0.132

- Significativo a P < 0,05

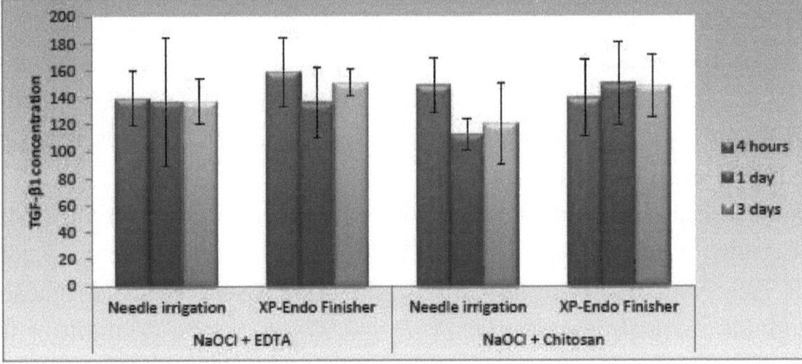

Figura (20): Gráfico de barras que representa os valores médios e de desvio padrão para as concentrações de TGFei em diferentes períodos de tempo

II. Morfologia e caracterização de células estaminais isoladas da polpa dentária

a. Análise morfológica (Fig. 21)

Após a Dissociação Enzimática, a monitorização regular com o Microscópio de Luz Invertido revelou células aderentes durante a noite que formaram colónias de células no espaço de 1 a 2 semanas. No dia 1, as DPSCs apareceram como células únicas e arredondadas. Após uma semana, foram identificadas colónias típicas distintas de células da polpa em forma de estrelato com corpos celulares poligonais com múltiplos processos de alongamento longo. No final da segunda semana, as DPSCs apresentavam um aspecto típico de células alongadas semelhantes a fibroblastos.

b. Análise de citometria de fluxo (Fig. 22)

O imunofenótipo das DPSCs foi avaliado por citometria de fluxo, que revelou níveis elevados de expressão positiva para os marcadores de células estaminais CD90 e CD105 (97% e 94%, respectivamente). A análise da expressão também indicou que as DPSCs eram negativas para os marcadores hematopoiéticos CD34 e CD45 (0,7% e 1,1%, respectivamente).

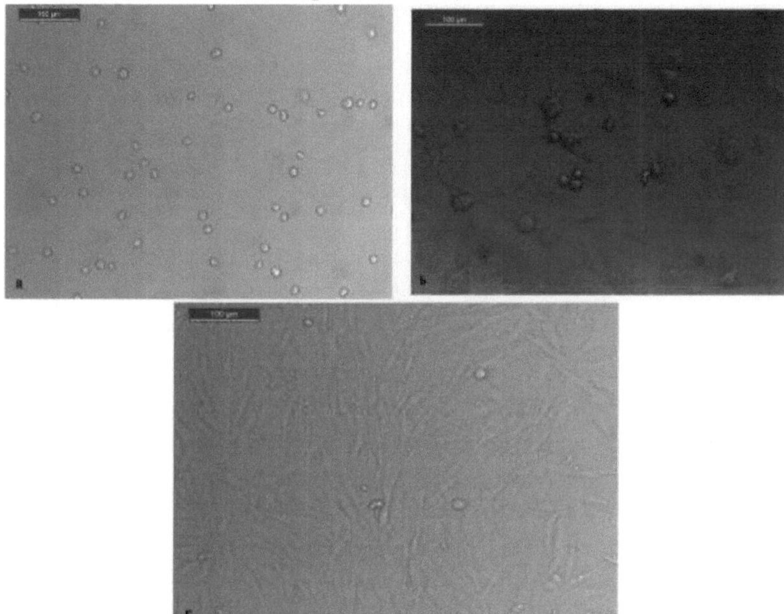

Figura (21): Morfologia das DPSCs isoladas por meio de digestão enzimática (DPSC-EZ) utilizando microscopia óptica invertida. (**a**) Células arredondadas no início da cultura (1 dia). (**b**) Colónias típicas de células da polpa em forma de estrelato com corpos celulares poligonais com múltiplos processos de alongamento longo. (**c**) Aparência celular alongada típica, no final da cultura (14 dias). Barras 100gm.

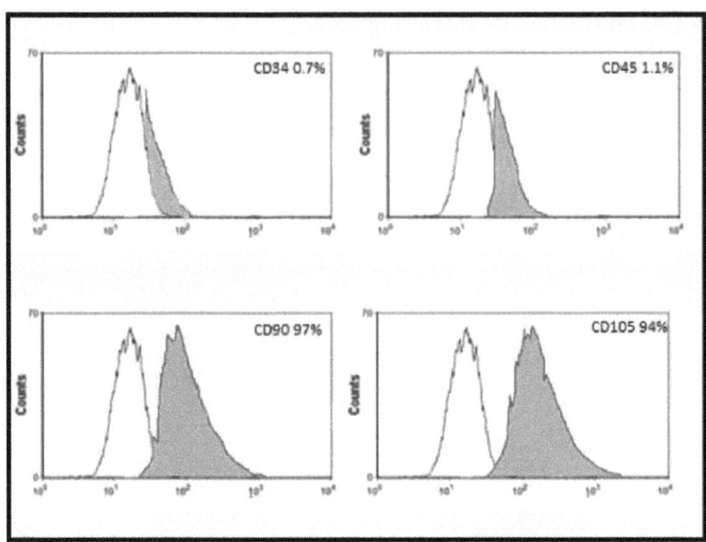

Figura (22): O gráfico citométrico representa a positividade dos marcadores de células estaminais CD90 e CD105, e a negatividade dos marcadores hematopoiéticos CD34 e CD45.

III. Proliferação, migração e observação SEM de DPSCs
i. Viabilidade e proliferação de DPSCs (Ensaio MTT)

a. Efeito das soluções de irrigação nas DPSCs (Tabela 7) e (Fig. 23)

As comparações da densidade óptica (DO) média obtida após 24 horas de tratamento com NaOCl a 1,5%, EDTA a 17% e quitosana a 1% revelaram diferenças estatisticamente significativas entre todas as soluções testadas (P < 0,05). O quitosano a 1% revelou um aumento significativo na média de DPSCs viáveis (0,73) em comparação com outros grupos de teste e de controlo. Enquanto o tratamento com 17% de EDTA resultou num ligeiro aumento da média de DPSCs viáveis (0,164), que não foi significativo em relação ao grupo de controlo (P-valor = 0,314), mas significativamente superior a 1,5% de NaOCl (P < 0,05). Contrariamente, o NaOCl a 1,5% apresentou a menor sobrevivência média de DPSCs (0,042), que foi significativamente inferior à do grupo de controlo (0,122) com um valor de P <0,001.

Tabela (7). Valores médios e de desvio-padrão (DP) da densidade óptica e resultados da ANOVA de medidas repetidas para comparação entre os grupos de controlo e de teste

Solução de teste	Média	SD	Valor *de p*
Controlo	0.122	0.006	
1,5% NaOCl	0.042	0.003	<0.001*
17% EDTA	0.164	0.011	
1% Quitosano	0.73	0.07	

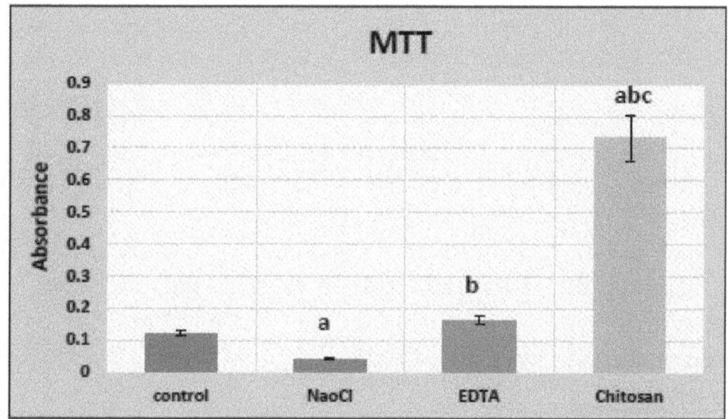

Figura (23): Médias da densidade óptica a 570 nm medidas no leitor de microplacas às 24 horas para os grupos de controlo e de teste (NaOCl a 1,5%, EDTA a 17% e quitosano a 1%); as letras pequenas indicam uma diferença significativa a P < 0,05.

b. Efeito do TGFei libertado nas DPSCs (Quadro 8) e (Fig. 24)

Considerando a resposta das DPSCs a diferentes concentrações do TGFei libertado, os resultados revelaram um aumento gradual da absorvância média com o aumento da concentração de TGFei. A diferença entre a absorvância média do grupo de controlo foi significativamente inferior à do grupo de TGFei Conc. 193 pg. /ml (P-valor = 0,004), e do TGFei Conc. 517 pg. /ml (P-value = 0,001). Além disso, os valores médios de absorvância para o TGFei Conc. 517 pg. /ml foram significativamente superiores aos de 193 pg/ml (P=0,032), bem como aos de outros TGFei Conc. testados (P=0,001). Enquanto os valores médios de absorvância para o TGFei Conc. i93 pg. /ml só foram significativamente superiores aos do TGFei Conc. i09,6 pg. /ml (P-value = 0,008). Os valores de absorvância média para as concentrações de TGFei de (i65, i37,7, i09,6, 82 pg./ml) não foram significativamente diferentes do grupo de controlo.

Tabela (8). Os valores médios e de desvio padrão (DP) da densidade óptica e os resultados da ANOVA de medidas repetidas para comparação entre as diferentes concentrações do TGFei libertado

Solução de teste	Média	SD	Valor *de p*
Controlo	0.122	0.006	
82 pg./ml	0.15	0.02	
109,6 pg./ml	0.125	0.006	
137,7 pg./ml	0.138	0.006	<0.001*
165 pg./ml	0.138	0.008	
193 pg./ml	0.164	0.019	
517 pg./ml	0.197	0.013	

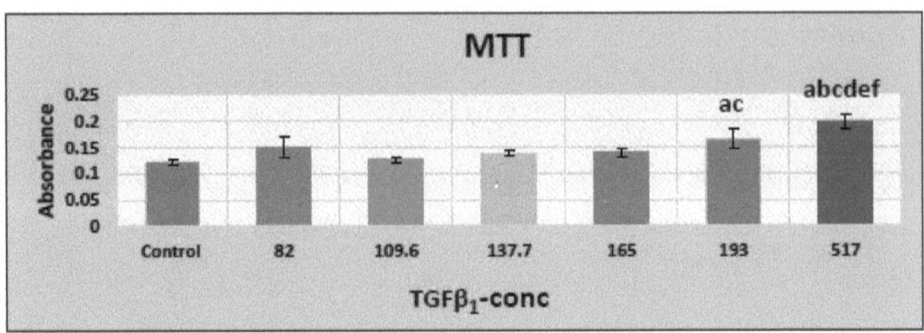

Figura (24): Médias da densidade óptica a 570 nm medidas no leitor de microplacas para diferentes concentrações de TGFei libertado; letras pequenas denotam diferença significativa a P < 0,05.

ii. Migração de DPSCs

A migração das DPSCs foi examinada em 5 campos microscópicos (contagem de células/poço) utilizando uma objectiva de 40* sob um microscópio de luz invertido após 1 e 3 dias de incubação. A migração das DPSCs foi observada em todos os grupos; nos grupos de controlo e nos que continham modelos de segmentos radiculares pré-tratados, representando os quatro subgrupos de protocolos de irrigação testados.

Em ambos os momentos, o meio de cultura contendo segmentos de raiz induziu a migração de DPSCs. A migração mais óbvia ocorreu no grupo de controlo positivo (o meio continha 20% de FBS), seguido dos segmentos contidos no meio com soluções de irrigação final agitadas mecanicamente (cerca de 60% da do controlo positivo), em comparação com os segmentos contidos no meio com soluções de irrigação final agitadas manualmente. Enquanto a migração mais baixa foi observada no grupo de controlo negativo (o meio continha 1% de FBS) (Fig. 25, 26).

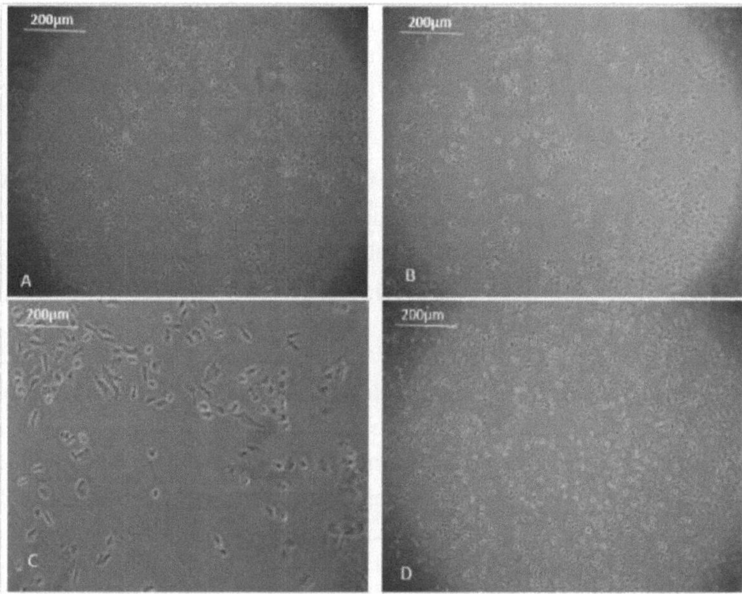

Figura (25): Imagens microscópicas das DPSCs migradas ao 1 dia. **A: segmentos contendo** meios com soluções de irrigação final agitadas manualmente. **B: segmentos contendo meios com soluções de irrigação final agitadas** mecanicamente. **C:** Controlo negativo (1% FBS). **D:** Controlo positivo (20% FBS).

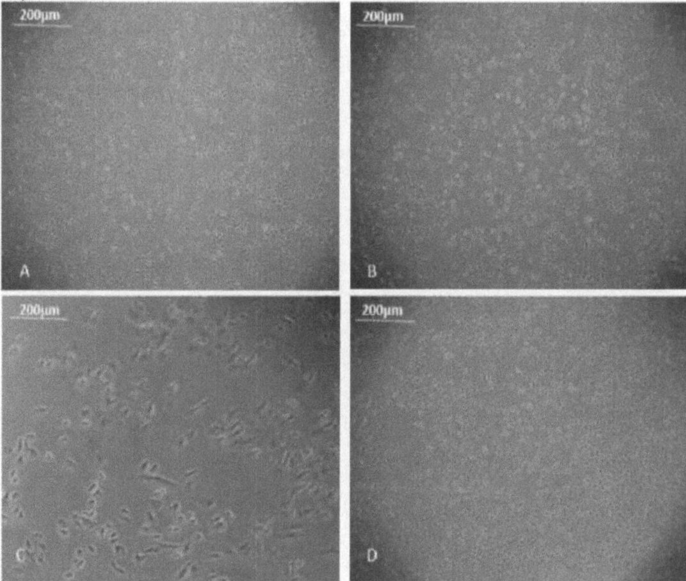

Figura (26): Imagens microscópicas das DPSCs migradas aos 3 dias. **A:**

segmentos contendo meios com soluções de irrigação final agitadas manualmente. **B: segmentos contendo** meios com soluções de irrigação final agitadas mecanicamente. **C:** Controlo negativo (1% FBS). **D:** Controlo positivo (20% FBS).

iii. Avaliação morfológica das DPSCs (observações SEM aos 3 dias)

As fotomicrografias de varrimento representativas com baixa ampliação (x500) revelaram a presença de células em abundância na superfície do canal radicular dentinário contra os túbulos dentinários abertos no fundo, contudo as células não cobriam a superfície uniformemente em todos os espécimes examinados (Fig. (27, 28, 29, 30)-a). As células apareceram com diferentes morfologias, tais como redondas, oblongas e achatadas, embora as células de forma redonda fossem mais frequentes nos espécimes finalmente irrigados com 1,5% NaOCl / 17% EDTA usando agitação mecânica (Fig. 28-a), e aqueles finalmente irrigados com 1,5% NaOCl / 1% Chitosan usando agitação manual (Fig. 29-a). Por outro lado, os espécimes finalmente irrigados com NaOCl a 1,5% / Quitosano a 1% utilizando agitação mecânica apareceram cobertos com células grandes, achatadas e sobrepostas (Fig. 30-a).

Numa ampliação maior (x2000), observou-se que algumas células possuíam extensões citoplasmáticas semelhantes a processos odontoblásticos que se estendiam sobre a superfície do canal radicular dentinário (Fig. (27, 28, 29)-b). Além disso, foi possível visualizar uma substância uniforme semelhante à matriz extracelular à volta das células, cobrindo os túbulos dentinários em espécimes finalmente irrigados com NaOCl a 1,5% / EDTA a 17% ou NaOCl a 1,5% / Quitosano a 1%, utilizando agitação mecânica (Fig. (28, 30)-b).

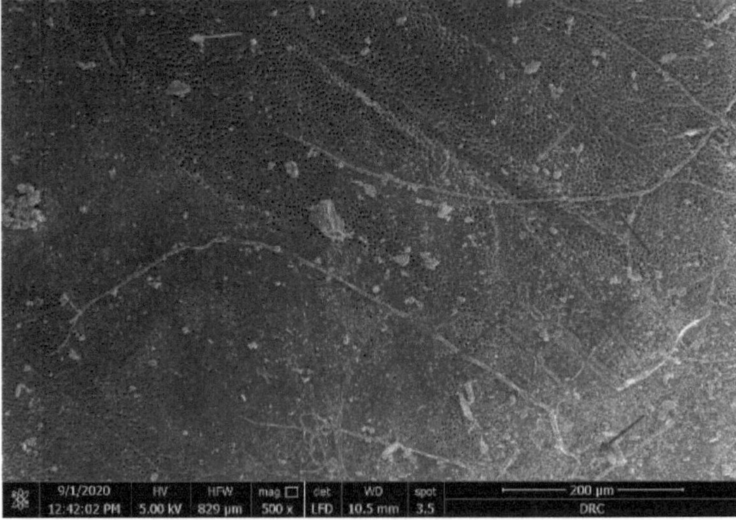

Figura (27-a): Uma fotomicrografia de varrimento representativa de DPSCs semeadas no modelo de segmento radicular finalmente irrigado com NaOCl a 1,5% / EDTA a 17% utilizando agitação manual, no dia 3, com uma ampliação de *500; mostrando a superfície do canal radicular dentinário coberta com pequenas células de forma redonda (setas azuis), bem como células achatadas e esticadas (setas vermelhas) instaladas contra os túbulos dentinários abertos no fundo.

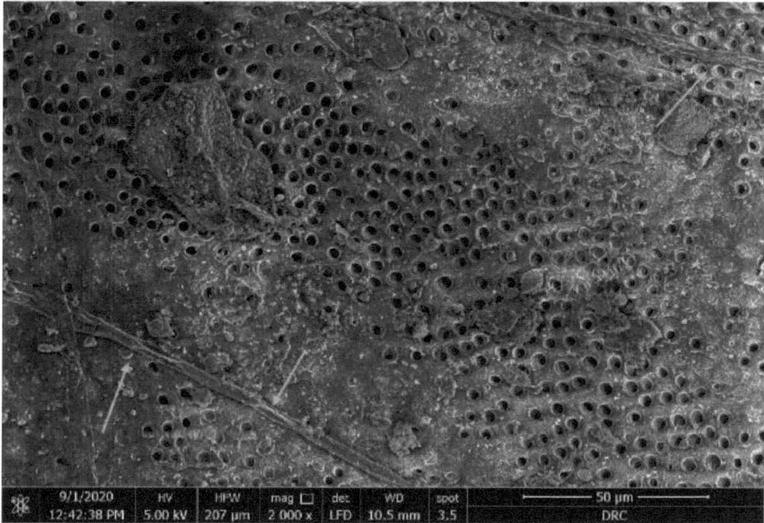

Figura (27-b): Uma fotomicrografia de varrimento representativa da mesma amostra com uma ampliação superior *2000; mostrando que algumas das células tinham desenvolvido extensões citoplasmáticas (setas amarelas) semelhantes a processos odontoblásticos que se estendiam sobre a superfície do canal radicular dentinário.

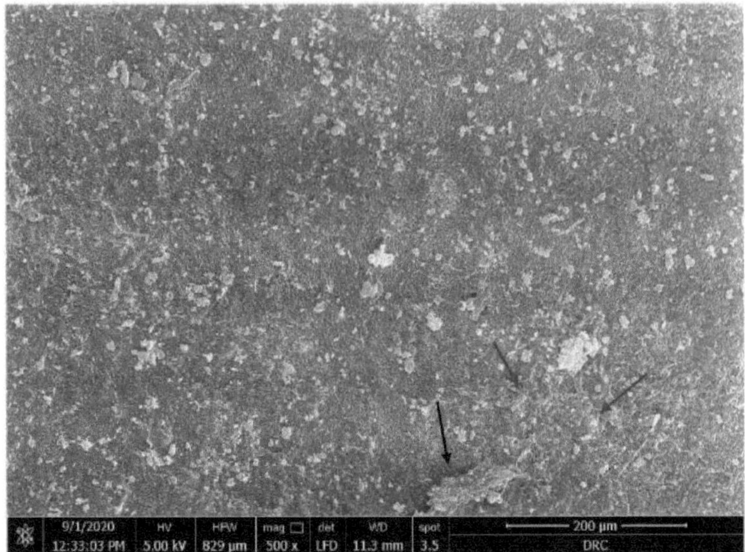

Figura (28-a): Uma fotomicrografia de varrimento representativa de DPSCs semeadas no modelo de segmento radicular finalmente irrigado com NaOCl a 1,5% / EDTA a 17% utilizando agitação mecânica, no dia 3, com uma ampliação de *500; mostrando a abundância de células com morfologia redonda (setas azuis), oblonga (seta preta) ou achatada (setas vermelhas), cobrindo a superfície do canal radicular dentinário.

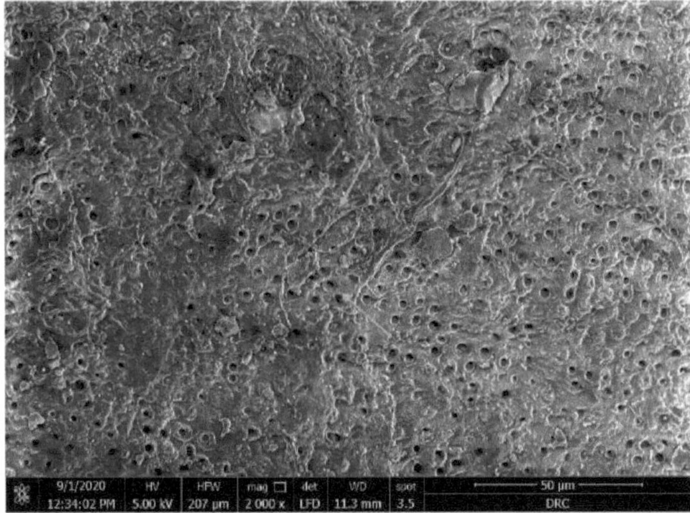

Figura (28-b): Uma fotomicrografia de varrimento representativa do mesmo espécime com uma ampliação superior *2000; mostrando células achatadas com processos citoplasmáticos extensos (setas amarelas) estendidos sobre a superfície do canal radicular dentinário; também se pode visualizar uma substância uniforme semelhante à matriz extracelular à volta das células, cobrindo os túbulos dentinários.

Figura (29-a): Uma fotomicrografia de varrimento representativa de DPSCs semeadas no modelo de segmento radicular finalmente irrigado com NaOCl a 1,5% / quitosano a 1% utilizando agitação manual, no dia 3, com uma ampliação de *500; mostrando que a maior parte da superfície do canal radicular dentinário estava coberta com pequenas células redondas sobrepostas.

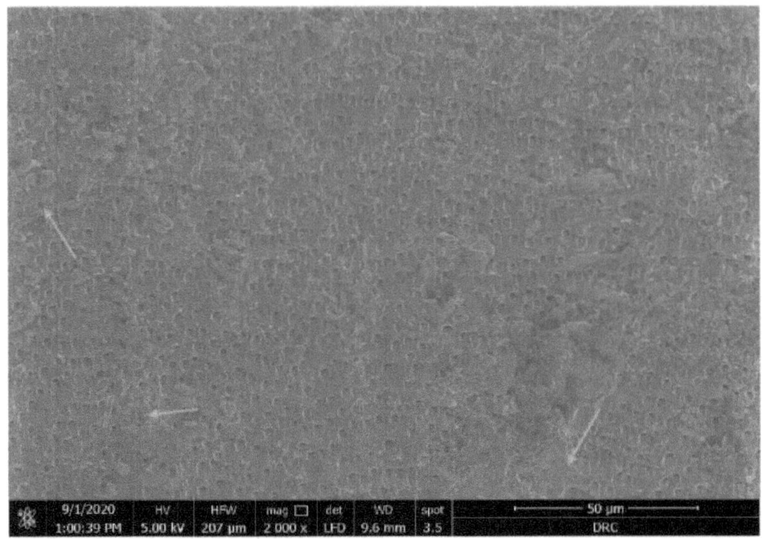

Figura (29-b): Uma fotomicrografia de varrimento representativa da mesma amostra com uma ampliação superior *2000; mostrando que algumas das células tinham desenvolvido extensões citoplasmáticas (setas amarelas) semelhantes a processos odontoblásticos que se estendiam sobre a superfície do canal radicular dentinário. Noutras áreas, as células estão sobrepostas e o contorno das células individuais não pode ser identificado.

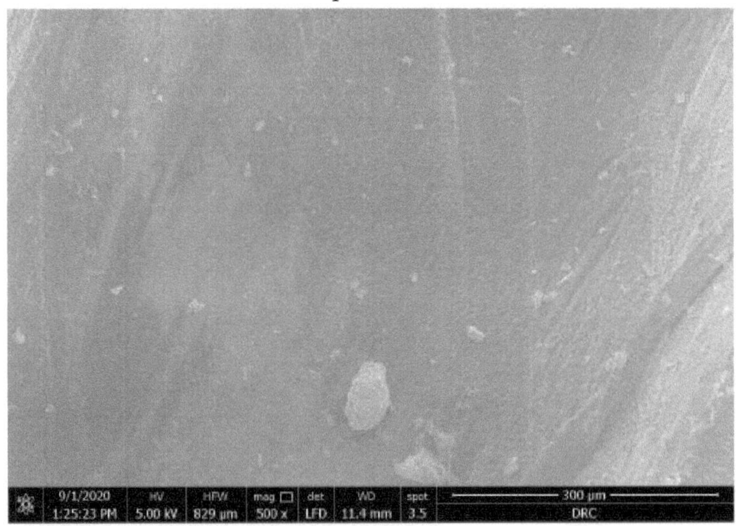

Figura (30-a): Fotomicrografia de varrimento representativa de DPSCs semeadas no modelo de segmento radicular finalmente irrigado com NaOCl a 1,5% / quitosano a 1% utilizando agitação mecânica, no dia 3, com uma ampliação de *500; mostrando uma cobertura celular densa que oculta a estrutura tubular da superfície do canal radicular dentinário.

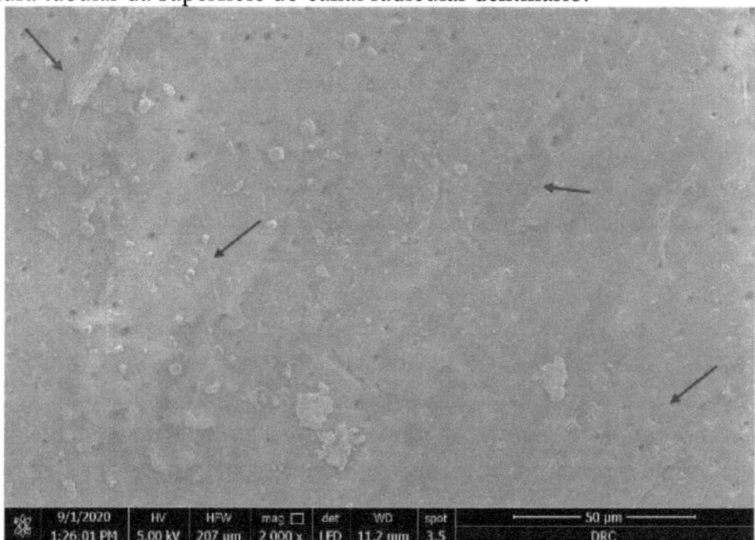

Figura (30-b): Uma fotomicrografia de varrimento representativa do mesmo espécime com uma ampliação superior *2000; mostrando células alongadas com substância punctiforme observada nas suas superfícies (setas vermelhas) e uma substância uniforme (setas azuis-cinzentas) semelhante à matriz extracelular pode ser visualizada à volta das células, cobrindo os túbulos dentinários.

6 DISCUSSÃO

A endodontia regenerativa tem sido recomendada como o tratamento de escolha em casos de dentes imaturos com polpas necróticas. Os relatos de casos de revascularização bem-sucedida atraíram recentemente a atenção de clínicos e cientistas, com o objectivo de colmatar a lacuna entre a bancada e a clínica, a fim de optimizar e padronizar o protocolo de regeneração para dentes imaturos com formação radicular incompleta e expandir a endodontia regenerativa para dentes permanentes[36] .

A revascularização pulpar de dentes permanentes imaturos pode ser considerada um tipo de estratégia de regeneração pulpar, em que o sistema de canais radiculares é primeiro desinfectado, depois é preenchido com um coágulo sanguíneo proveniente de hemorragia provocada nos tecidos periapicais, o que significa que utiliza factores de crescimento libertados da dentina e da hemorragia induzida para atrair células estaminais que possam estar presentes no tecido vital remanescente, no sangue ou na região periapical, numa tentativa de reavivar os tecidos no espaço pulpar com a continuação do desenvolvimento radicular[1, 36] .

O sucesso da regeneração do complexo polpa-dentina depende principalmente das estratégias de desinfecção do sistema de canais radiculares e da eficácia da remoção da smear layer, que promove a subsequente migração, adesão e diferenciação das células estaminais, orquestradas por várias moléculas sinalizadoras e factores de crescimento (GFs) na interface dentinária[13,37] .

Há muito que está estabelecido que a matriz dentinária contém uma variedade de factores de crescimento sequestrados durante a dentinogénese, especialmente os da superfamília TGFe e os GF angiogénicos, para além de citocinas, neuropeptídeos e proteínas do soro/plasma[3, 80] . Enquanto concentrações mais altas dessas moléculas comprometem a sobrevivência celular, concentrações mais baixas podem estimular a proliferação de odontoblastos e células endoteliais[116] .

Tirar partido da dentina como matriz bioactiva através da libertação de moléculas de sinalização ligadas à dentina pode aumentar potencialmente a probabilidade de sucesso dos procedimentos regenerativos[37] . A irrigação com EDTA tem sido recomendada como passo final para recuperar os efeitos adversos do NaOCl através da libertação de factores de crescimento da matriz dentinária durante o tratamento regenerativo[23] . As soluções de quitosano têm sido utilizadas no tratamento endodôntico devido à sua capacidade de remover a smear layer como o EDTA, para além de serem materiais naturais antibacterianos e biocompatíveis[45, 50 & 51] . As propriedades quelantes das soluções de EDTA e de quitosano e os seus efeitos na dentina do canal radicular têm sido amplamente investigados; no entanto, não foi relatado na literatura qualquer estudo que compare a sua capacidade de libertar factores de crescimento da dentina do canal radicular.

Além disso, foi relatada a utilização de activação ultra-sónica para aumentar a libertação de GFs da dentina[6] . Além disso, a lima XP-Endo Finisher foi inovada como ferramenta adjuvante para melhorar a eficiência da irrigação do canal radicular. Foi demonstrado que a capacidade de expansão desta lima rotativa de níquel-titânio MaxWire à temperatura corporal e o seu movimento tortuoso permitem uma melhor remoção da camada de smear layer comparável à da activação ultra-sónica, para além de uma melhor penetração da irrigação nos túbulos dentinários com maior potência de desinfecção[9,23] .

Assim, este estudo foi direccionado para investigar o efeito da solução de irrigação final de quitosano, após agitação manual com agulha de irrigação ou agitação mecânica com lima XP-Endo Finisher, em comparação com o EDTA, na libertação de TGFei da dentina do canal radicular, utilizando o ensaio de imunoabsorção enzimática (ELISA), e para avaliar o efeito do TGFei libertado nas DPSCs. A hipótese nula deste estudo foi que não haveria diferença entre o XP-Endo Finisher como agitação mecânica e a agitação manual quando os espécimes foram tratados com 17% de EDTA ou 1% de quitosano como irrigação final.

O TGFei foi avaliado como modelo para os FGs libertados, em primeiro lugar devido aos seus efeitos regulares na resposta imunitária e nos processos de reparação, incluindo a proliferação celular, migração, diferenciação e apoptose, para além de influenciar a síntese e degradação da matriz extracelular[3, 5] . Em segundo lugar, foi investigado devido à sua libertação superior da matriz dentinária desmineralizada em comparação com outros FGs, tal como descrito em estudos anteriores[37, 83-85] . No presente estudo, foram preparados modelos padronizados de segmentos radiculares que foram pintados com verniz de unhas, com excepção das superfícies internas do canal radicular, pelo que os FGs só puderam ser libertados através das superfícies do canal, o que pode assemelhar-se muito ao cenário clínico em que apenas os FGs libertados no espaço do canal contribuem para o processo de regeneração no interior do canal radicular[84, 85] .

Embora a maioria dos estudos anteriores tenha utilizado pó de dentina ou discos de dentina que libertaram GFs de todas as superfícies em soluções de condicionamento de imersão nas quais os GFs foram quantificados, o que maximizou a libertação de GFs em contraste com o cenário endodôntico regenerativo clínico[37,38,82 ,83] , o presente estudo mediu a concentração de TGFei libertada no espaço do canal radicular, dependendo do volume do espaço do canal radicular que foi calculado primeiro a partir da CBCT e, em seguida, recolhendo o meio que continha os GFs libertados em diferentes pontos de tempo após a irrigação; uma vez que os FGs libertados após a irrigação, e não durante a irrigação, seriam mais críticos para a regeneração dos tecidos, devido ao facto de, no cenário clínico, a hemorragia apical ser induzida após o irrigante ter sido removido do canal[85] .

No presente estudo, os resultados dos valores médios e do desvio-padrão da concentração de TGFei demonstraram que o EDTA a 17% e o quitosano a 1%, quer com irrigação por agulha, quer com agitação da lima XP-Endo Finisher, libertaram quantidades comparáveis de TGFei sem uma diferença estatisticamente significativa; consequentemente, a hipótese nula foi confirmada. Este achado pode ser atribuído à função quelante eficaz e à remoção da smear layer das soluções de quitosano em comparação com o EDTA, que foram relatadas anteriormente. uma vez que o EDTA actua como um quelante potente que se liga aos iões de cálcio e, assim, quebra a estrutura cristalina da hidroxiapatite, promovendo a descalcificação da dentina a profundidades aproximadas de 20 3Oшп em 5 minutos, enquanto o quitosano desmineraliza a dentina de forma análoga ao EDTA, mesmo quando utilizado em concentrações baixas e períodos curtos[49-51] .

A capacidade do EDTA, da quitosana e do ácido acético, utilizados na preparação da solução de quitosana a 1%, para remover o fosfato de cálcio, potássio, magnésio, sódio, enxofre e zinco da dentina radicular pode ser regida pelos seus mecanismos de acção relacionados com os metais, responsáveis pela formação de complexos entre a substância e os iões metálicos, através da adsorção, troca iónica e quelação. O tipo de interacção que ocorre depende do ião envolvido, da estrutura química da quitosana e do pH da solução. Dois modelos podem explicar o processo de quelação do quitosano; um deles, conhecido como modelo da ponte, baseia-se na teoria de que dois ou mais grupos amino de uma cadeia de quitosano se ligam ao mesmo ião metálico. O outro modelo baseia-se na teoria de que apenas um grupo amino do quitosano participa na ligação e o ião metálico está ancorado ao grupo amino. A capacidade de adsorção do quitosano é influenciada pela quantidade de grupos amino livres e pela hidrofilicidade das moléculas adsorvidas [50, 53]

No presente estudo, o quitosano foi diluído em ácido acético a 1% para a preparação da solução. Assim, poder-se-ia especular que o efeito quelante seria devido ao ácido e não ao quitosano. No entanto, o ácido acético (CH3COOH) é um ácido monobásico fraco, que tem um átomo de hidrogénio substituível que se pode ligar ao ião cálcio, mas não tem a concentração de iões H+ que poderia produzir uma remoção eficiente do cálcio[50, 121] .

Este resultado é consistente com estudos anteriores que avaliaram a libertação de factores de crescimento após o condicionamento da dentina com EDTA[37,38, 83] , que relataram que a desmineralização da dentina pelo tratamento com EDTA resultou na libertação de quantidades significativas de factores de crescimento, em particular o TGFei; isto também foi apoiado em estudos recentes que mediram a quantidade de factores de crescimento libertados utilizando um modelo de segmento radicular semelhante, e relataram que uma quantidade significativa de TGFei foi libertada para o espaço do canal radicular após a irrigação com NaOCl seguida de EDTA, e que os GFs libertados induziram a migração de células estaminais da polpa dentária[84,85] .

No presente estudo, os valores médios e o desvio padrão da concentração de TGFei após a irrigação final com EDTA em diferentes períodos de tempo (4 horas, 1 dia e 3 dias) mostraram que a concentração média de TGFei libertado permanece constante ou diminui ligeiramente. Este resultado poderá estar relacionado com as propriedades auto-limitantes do EDTA, uma vez que o EDTA forma um complexo estável com o cálcio e, quando todos os iões disponíveis tiverem sido ligados, forma-se um equilíbrio e não ocorre mais desmineralização[32] .

Relativamente à técnica de irrigação, os valores médios e o desvio padrão da concentração de TGFei após a irrigação final com EDTA às 4 horas e aos 3 dias e após a irrigação final com quitosano ao 1 dia e aos 3 dias mostraram que a agitação mecânica utilizando a lima XP-Endo Finisher resultou numa concentração média mais elevada de TGFei libertado em comparação com a técnica de irrigação com agulha agitada manualmente. Este aumento na concentração de TGFei libertado pode estar relacionado com uma melhor penetração da irrigação nos túbulos dentinários. Este resultado está de acordo com um estudo anterior[6] , que avaliou o efeito da activação ultra-sónica dos irrigantes no canal radicular na libertação do factor de crescimento da dentina, e referiu que a activação ultra-sónica aumenta a libertação do factor de crescimento da dentina humana.

No entanto, o aumento da concentração de TGFei após a agitação do XP-Endo Finisher observado no presente estudo não foi estatisticamente significativo, o que pode ser atribuído ao grande diâmetro do espaço do canal radicular preparado, pelo que a solução pode ter simplesmente fluído ao longo do canal radicular sem o efeito de bloqueio de vapor, porque os canais radiculares já estavam largos e abertos[86] . Além disso, o menor número de túbulos dentinários na dentina do canal radicular pode ser um factor que contribui para que a irrigação activada não aumente significativamente a quantidade de FGs libertados.

As células estaminais dentárias procuradas para a engenharia de tecidos da polpa dentária foram as células estaminais da polpa dentária (DPSC), as células estaminais de dentes decíduos esfoliados humanos (SHED), as células estaminais derivadas da papila apical (SCAP), as células estaminais do folículo dentário (DFSC)/células precursoras do folículo dentário (DFPC) e as células progenitoras do germe dentário (TGPC). As DPSC foram as primeiras células estaminais dentárias identificadas, que possuem subpopulações de células com diferentes morfologias, taxas de proliferação e potenciais de desenvolvimento, e que têm a capacidade de se diferenciar em células semelhantes a odontoblastos. Além disso, foi demonstrado que as DPSC da polpa inflamada que residem nos canais radiculares têm propriedades de MSC semelhantes às DPSC da polpa normal[90-92 & 102].

No presente estudo, as DPSCs foram isoladas de terceiros molares impactados com idades compreendidas entre os 20 e os 24 anos, uma vez que os terceiros molares começam a desenvolver-se aos seis anos de idade, o que significa que os tecidos com elevada capacidade de diferenciação na lâmina dentária permanecem indiferenciados e dormentes, uma vez que são os últimos dentes permanentes a desenvolverem-se completamente. Alguns estudos sugeriram uma idade máxima do dador de 25 anos para isolar células estaminais de alta qualidade a partir de dentes permanentes, porque as DPSCs obtidas a partir de dentes mais velhos apresentavam um baixo nível de expressão da telomerase e taxa de proliferação, embora o potencial de diferenciação fosse ligeiramente reduzido[91,106].

Para a extirpação do tecido pulpar, cada dente foi dividido verticalmente com o aparelho isolador pulpar portátil, que permitiu a obtenção do tecido pulpar como uma massa única, o que maximizou a quantidade de tecido coletado com perda mínima do material pulpar. Além disso, esse dispositivo foi utilizado para realizar a divisão do dente sem gerar calor, o que poderia afetar a vitalidade da polpa, além de diminuir a possibilidade de infecção microbiana[118, 119]. Tanto o procedimento de descontaminação breve com PVP-I e tiossulfato de sódio, imediatamente após a extração, quanto o uso do isolador pulpar manual foram eficazes na remoção de bactérias, pois não houve perda de culturas por contaminação bacteriana.

Em seguida, as DPSC foram isoladas pelo método de digestão enzimática (DE), que foi utilizado porque requer menos tempo para o estabelecimento da cultura de células primárias do que o crescimento a partir de explantes de tecidos (OG); além disso, estudos anteriores mostraram que as DPSC apresentavam uma maior taxa de proliferação, diferenciação e expressão de marcadores de superfície de células estaminais pelo método de DE. Em contrapartida, alguns outros estudos não revelaram diferenças na morfologia celular, na taxa de proliferação, na expressão de marcadores de células estaminais e no potencial de diferenciação mesenquimal entre as DPSC isoladas através do método ED ou do método OG quando estas células foram mantidas nas mesmas condições de cultura e derivadas do mesmo dador[104-106].

O meio essencial mínimo alfa (a-MEM) foi utilizado no presente estudo como meio de cultura para DPSCs, uma vez que se provou que pode ser optimizado para melhorar a cultura a longo prazo de DPSCs, modificando as condições ou suplementos para prolongar a capacidade de auto-renovação; além disso, demonstrou-se que o a-MEM reduz os níveis de senescência celular e aumenta a taxa de proliferação, a actividade da ALP e o número de células positivas para actina do músculo liso, que representam uma fonte potencial de progenitores de células odontoblásticas[106-108].

No que diz respeito às características morfológicas das DPSC em cultura, as células poligonais com múltiplos processos de alongamento longo e as células alongadas semelhantes a fibroblastos observadas em cultura foram consistentes com relatórios anteriores que afirmam que a digestão enzimática permite o isolamento de células estaminais semelhantes a fibroblastos. No que diz respeito à expressão de marcadores de células estaminais, a análise por citometria de fluxo revelou que as DPSCs eram fortemente positivas para CD90 e CD105, embora apresentassem níveis de expressão extremamente baixos para os marcadores hematopoiéticos CD34 e CD45. Estas observações estavam de acordo com estudos anteriores e com as características gerais das células estaminais mesenquimais. No entanto, mais recentemente, outros estudos refutaram a observação de que as DPSCs são CD34⁻ e até utilizaram a triagem de células com MACS ou FACS para identificar subtipos mais potentes de DPSCs no que respeita à expressão de $CD34^+$, que demonstraram ser uma subpopulação promissora para a engenharia de tecidos ósseos[92,95,105].

Uma vez que haverá um irrigante residual nas paredes do canal radicular após a utilização de pontas de papel, é importante examinar a potencial citotoxicidade de um irrigante final nas células estaminais. No presente estudo, a citotoxicidade foi avaliada utilizando o ensaio MTT, que é um método padronizado que indica o efeito sobre a viabilidade celular através da avaliação da função metabólica celular, dependendo da actividade da desidrogenase mitocondrial para converter o tetrazólio de metiltiazol solúvel em água num formazan púrpura insolúvel, cuja concentração pode então ser determinada espectrofotometricamente[41, 53].

No presente estudo, o valor médio da densidade óptica (DO) obtido após 24 horas de tratamento com 1,5% de NaOCl, 17% de EDTA e 1% de quitosana revelou diferenças estatisticamente significativas entre todas as soluções testadas (P < 0,05). As DPSCs directamente expostas a 1,5% de NaOCl apresentaram as células menos viáveis. Por outro lado, o EDTA a 17% mostrou uma viabilidade de DPSCs semelhante à do controlo, o que poderá ser apoiado pela capacidade de auto-renovação das DPSCs. Estes resultados estão de acordo com um estudo anterior sobre a toxicidade de diferentes soluções de irrigação que relatou um efeito negativo do NaOCl na viabilidade das células estaminais dentárias da papila apical, enquanto que o EDTA não teve efeitos tóxicos visíveis[28]. A viabilidade das células no meio de cultura depende de vários factores, incluindo a reserva nutricional, a capacidade de dispersão das substâncias no meio, a adaptação das células ao meio e a diferença no efeito citotóxico de cada substância[53].

No que respeita à solução de quitosano a 1%, os resultados do MTT revelaram um aumento significativo do valor médio da DO em comparação com os outros grupos de teste e de controlo, indicando um aumento da actividade metabólica e da viabilidade celular das DPSC. Este resultado está de acordo com um estudo anterior que cultivou DPSCs em meio mineralizante suplementado com 5 ou 10 Lig/ml de quitosano e referiu que o quitosano podia estimular a proliferação de DPSCs in vitro e a diferenciação osteogénica precoce[122]. Outro estudo recente revelou resultados contraditórios, em que o quitosano a 0,2% e o EDTA a 17% apresentaram um aumento semelhante no número de células viáveis. Este facto pode ser explicado pela utilização de uma concentração mais baixa de quitosano, para além da utilização de um modelo de teste citotóxico diferente das DPSC, que podem ter uma sensibilidade diferente às soluções testadas[53].

Considerando a resposta das DPSCs a diferentes concentrações do TGFei libertado, os resultados revelaram um aumento gradual dos valores médios de DO com o aumento da concentração de TGFei. Neste estudo, o TGFei libertado encontrava-se na gama de concentrações de 82-517 pg. /ml e demonstrou aumentar a actividade metabólica das DPSCs; o efeito foi dependente da concentração, com 517 pg. /ml demonstrando a maior actividade metabólica, uma vez que os valores médios de DO para o TGF в1 Conc. 517 pg/ml foram significativamente mais elevados do que os de 193 pg/ml (valor de P = 0,032), bem como os de outros TGFei Conc. testados (valor de P = 0,001). Isto pode ser explicado pela interacção biológica da molécula de TGFei com os receptores de superfície celular das DPSCs, com activação de vias de sinalização que equilibram a auto-renovação e a proliferação das DPSCs.

O TGFei pode actuar como um factor inibidor do crescimento ou como um factor mitogénico, dependendo da fonte celular, da população celular, da densidade celular, da presença ou ausência de soro, das condições de cultura e da presença de outros factores de crescimento[123]. Os resultados observados no presente estudo foram concordantes com os obtidos invitro em células da polpa de mamíferos[123-125] onde o TGFei em concentrações muito baixas (30 - 100 pg./ml), bem como a 5ng/mL aumentou o conteúdo de DNA e estimulou a proliferação das células da polpa.

Além disso, os resultados concordam com achados anteriores obtidos em culturas de órgãos pulpares de ratos[126] , que relataram que o TGFei pode estimular a secreção de matriz extracelular pelos odontoblastos, além de ter um efeito mitogénico nas células pulpares.

Além disso, o aumento observado na actividade metabólica das células está de acordo com estudos anteriores que relataram a presença de uma variedade de factores de crescimento na solução de condicionamento após a desmineralização da matriz dentinária, e estes GFs foram eficazes e provocaram o recrutamento, proliferação e diferenciação de células ao nível dos picogramas (36, 72, 88, & 115).

Na endodontia regenerativa, as proteínas da matriz extracelular (EMPs) e os quimiotácticos como o TGFei foram considerados promotores importantes da migração das DPSC[37, 38, 83, 84, 127, and 128] . Isto foi confirmado no presente estudo, através do ensaio de migração celular transwell, que fornece uma análise minuciosa da capacidade das células para detectar um determinado quimio-atractor e migrar através de uma barreira física em direcção a ele[129] . Os resultados revelaram que os segmentos radiculares preparados induziram a migração de DPSCs; e que a migração celular para segmentos com soluções de irrigação final mecanicamente agitadas ascendeu a cerca de 60% do controlo de migração positivo (a- MEM com 20% FBS), o que pode ser atribuído ao aumento da concentração de TGFei após a agitação do XP-Endo Finisher, observada no presente estudo.

Uma vez que a desmineralização da superfície dentinária, a remoção da smear layer, a exposição dos túbulos dentinários e das fibrilas de colagénio e a libertação de factores de crescimento da matriz dentinária podem ser parâmetros favoráveis que influenciam o comportamento celular na interface dentinária[36] ; que, no presente estudo, as DPSCs foram semeadas em modelos de segmentos radiculares representando os quatro subgrupos de protocolos de irrigação testados, a fim de simular de perto a situação clínica, e depois a densidade celular e a morfologia celular foram avaliadas por meio de microscópio electrónico de varrimento (SEM) após 3 dias de incubação.

A inspecção visual sob baixa ampliação revelou uma cobertura celular mais densa nos espécimes finalmente irrigados com agitação mecânica, sugerindo que essas superfícies eram mais favoráveis às células em comparação com as superfícies finalmente irrigadas com agitação manual. Estas observações estavam de acordo com um estudo anterior que tinha avaliado a influência das técnicas de irrigação dinâmica na fixação das células da papila apical (APC) à dentina radicular humana, em que o resultado revelou que o número de APCs fixadas era maior em todos os grupos em que a irrigação dinâmica foi utilizada do que no grupo sem irrigação dinâmica[86].

Além disso, os protocolos de irrigação aplicados neste estudo podem ter alterado as propriedades da superfície da dentina, expondo os túbulos dentinários e as fibras de colagénio, criando assim um ambiente biomecânico no qual as células estaminais poderiam aderir facilmente. Este resultado está de acordo com os de estudos anteriores que descreveram alterações nas superfícies da dentina causadas pelo efeito quelante do EDTA e relataram que o condicionamento da dentina pelo EDTA como irrigante final em REPs aumentou a migração e a fixação das DPSCs em direcção ou sobre a dentina, e estimulou a sua diferenciação em células semelhantes a odontoblastos[38, 114].

Para além do impacto dos protocolos de irrigação na dentina, o efeito directo das soluções de irrigação nas DPSCs não deve ser negligenciado, uma vez que a presença de qualquer resíduo pode ter influenciado a sobrevivência das células[53]. Estudos anteriores relataram a capacidade do quitosano para se depositar na superfície da dentina e no interior dos túbulos dentinários[130,131], pelo que, no presente estudo, o aumento observado na densidade celular na dentina do canal radicular finalmente irrigada com uma solução de quitosano a 1% em comparação com a finalmente irrigada com EDTA a 17% pode ser um reflexo do seu impacto directo na sobrevivência e proliferação das DPSCs. Esta observação está de acordo com os resultados do MTT da solução de quitosano a 1% obtidos no presente estudo, que revelaram um aumento da actividade metabólica das DPSCs e da viabilidade celular; e também em concordância com um estudo anterior que relatou que o quitosano poderia estimular a proliferação in vitro das DPSCs e a diferenciação osteogénica precoce[122].

Relativamente à morfologia das células, com uma ampliação baixa do SEM, as células apareceram com diferentes morfologias, tais como redondas, oblongas e achatadas contra os túbulos dentinários abertos no fundo. Estudos anteriores descreveram que a morfologia e a disseminação das células eram influenciadas pela propriedade da superfície do substrato. Foi referido que a propriedade da superfície do substrato pode alterar a orientação das células e reorganizar o seu corpo, forma e estado funcional[114,128].

Além disso, com uma ampliação maior, observou-se que algumas células possuíam extensões citoplasmáticas que se estendiam sobre a superfície do canal radicular dentinário, o que pode reflectir uma conversão precoce das DPSCs numa morfologia preliminar de odontoblasto. Esta observação contrasta com um estudo anterior que observou processos celulares que se estendiam para os túbulos dentinários após 16 dias de cultura[95] , o que poderá ser atribuído a diferenças nos protocolos de irrigação aplicados no presente estudo e ao seu efeito nas microestruturas da dentina. No entanto, em consonância com descobertas recentes que revelam que a rigidez da superfície da dentina, o número de túbulos dentinários abertos e o tamanho dos seus poros, para além da libertação de moléculas bioactivas da dentina causada por diferentes soluções de condicionamento, podem afectar a proliferação, morfologia e diferenciação das células [114,128,132,133]

7 RESUMO

Este estudo foi realizado para investigar o efeito da solução de irrigação final de quitosano após agitação manual com agulha de irrigação ou agitação mecânica com lima XP-Endo Finisher, em comparação com o EDTA, na libertação de TGFei da dentina do canal radicular, utilizando o ensaio de imunoabsorção enzimática (ELISA), e para avaliar o efeito do TGFei libertado nas células estaminais da polpa dentária (DPSCs).

Quarenta e oito dentes humanos extraídos com uma única raiz foram utilizados no estudo para preparar segmentos de raiz padronizados, cortando 12 mm do ápice com um disco de diamante de dupla face. Em seguida, todos os segmentos radiculares foram instrumentados com limas manuais até ao tamanho 100, para obter um canal padronizado em forma de cone truncado com um ápice aberto de 1 mm de diâmetro, e as superfícies externas da raiz foram pintadas com verniz para unhas, deixando a superfície interna do canal radicular sem verniz.

Foram obtidas imagens tridimensionais de CBCT para determinar o volume de cada espaço de canal radicular preparado e, em seguida, os segmentos radiculares foram distribuídos aleatoriamente em dois grupos experimentais (n=24) de acordo com a solução de irrigação final:

Grupo I: solução irrigadora final de NaOCl a 1,5% seguida de EDTA a 17%.

Grupo II: NaOCl a 1,5% seguido de solução irrigadora final de quitosano a 1%. Cada grupo foi subdividido em subgrupos A e B (n = 12) de acordo com a técnica de agitação final: **Subgrupo A**: Agitação manual com agulha de irrigação. Subgrupo **B: Agitação** mecânica com XP-Endo Finisher File.

Após a irrigação, os segmentos de raiz foram secos com pontas de papel e cada segmento foi colocado em 1 mL de meio essencial alfa-mínimo (a-MEM) suplementado com 100 U/mL de penicilina e 100 U/mL de estreptomicina. Em seguida, as amostras foram mantidas a 37° C durante 4 horas, 1 dia e 3 dias. No final de cada período de tempo, foi obtido o meio de 4 amostras de cada subgrupo e a quantidade libertada de TGFei foi avaliada através de um ensaio imunoenzimático (ELISA), sendo depois calculada a concentração de TGFei em cada espaço do canal radicular através da fórmula:

C (canal) = C (ELISA) x V (meio de colheita) / V (canal)

Após aprovação ética e obtenção do consentimento escrito dos pacientes, as DPSC foram isoladas de terceiros molares impactados utilizando o método de digestão enzimática, depois as células foram caracterizadas pela sua morfologia utilizando o microscópio de luz invertido e a sua expressão de marcadores de superfície de células estaminais mesenquimais foi analisada por citometria de fluxo.

A proliferação e sobrevivência celular em resposta a 1,5% de NaOCl, 17% de EDTA, 1% de quitosano e diferentes concentrações de TGFei libertado foram estudadas utilizando o ensaio MTT, enquanto a eficiência do TGFei libertado para induzir a migração de DPSCs, após 1 e 3 dias de incubação, foi analisada utilizando o ensaio de migração Transwell.

Além disso, as DPSCs foram semeadas em modelos de segmentos radiculares representando os quatro subgrupos de protocolos de irrigação testados e incubadas durante 3 dias, após o que as superfícies dos canais radiculares dentinários foram avaliadas quanto à densidade celular e morfologia celular através de um microscópio electrónico de varrimento com ampliações de *500 e *2000. Os dados quantitativos foram recolhidos e analisados estatisticamente.

Relativamente à concentração de TGFei libertada nos diferentes períodos de tempo, os resultados revelaram que, **4** horas após a irrigação, o NaOCl a 1,5% / EDTA a 17%, utilizando a agitação do XP-Endo Finisher, libertou a maior quantidade de TGFei, seguido do NaOCl a 1,5% / Quitosano a 1%, utilizando a agitação manual da agulha, mas o resultado não foi estatisticamente significativo. **Ao 1 dia,** 1,5%NaOCl /1%Quitosano utilizando a agitação do XP-Endo Finisher libertou a maior quantidade de TGFei, o que não foi estatisticamente significativo. **Aos 3 dias,** tanto o NaOCl a 1,5% / EDTA a 17% como o NaOCl a 1,5% / Quitosano a 1%, com agitação XP-Endo Finisher, libertaram as maiores quantidades de TGFei, mas o resultado também não foi estatisticamente significativo.

No que diz respeito à morfologia celular e à expressão de marcadores de superfície das células estaminais, as imagens do microscópio de luz invertido mostraram DPSCs isoladas com um aspecto arredondado no início da cultura, depois formaram-se colónias de células estreladas com corpos celulares poligonais com múltiplos processos de alongamento longo ao fim de **uma semana** e, ao **14.º dia**, as DPSCs mostraram um aspecto celular alongado típico. Além disso, a análise citométrica de fluxo revelou níveis elevados de expressão positiva para CD90 e CD105 (97% e 94%, respectivamente), com expressão negativa para os marcadores hematopoiéticos CD34 e CD45 (0,7% e 1,1%, respectivamente).

No que diz respeito à viabilidade e proliferação das DPSC, os resultados do MTT revelaram que o quitosano a 1% apresentou um aumento significativo na média de DPSC viáveis em comparação com outros grupos de teste e de controlo. Enquanto o tratamento com 17% de EDTA resultou num ligeiro aumento da média de DPSCs viáveis, que não foi significativo em relação ao grupo de controlo. Pelo contrário, o NaOCl a 1,5% apresentou a sobrevivência média mais baixa de DPSCs, que foi significativamente inferior à do grupo de controlo. Além disso, quando foram aplicadas diferentes concentrações de TGFei libertado, os resultados do MTT revelaram um aumento gradual da média de DPSCs viáveis com o aumento da concentração de TGFei.

No que diz respeito ao ensaio de migração de células transwell, os resultados revelaram que os segmentos de raiz preparados induziram a migração de DPSCs; e que a migração de células para segmentos com soluções de irrigação final mecanicamente agitadas ascendeu a cerca de 60% do controlo de migração positivo.

No que diz respeito às observações ao microscópio electrónico de varrimento, sob baixa ampliação, as células apareciam com diferentes morfologias, tais como redondas, oblongas e achatadas contra os túbulos dentinários abertos no fundo; enquanto que, numa ampliação mais elevada, se observou que algumas células possuíam extensões citoplasmáticas que se estendiam sobre a superfície do canal radicular dentinário.

<u>Dentro das limitações do presente estudo, pode concluir-se o seguinte:</u>

1. O quitosano, como produto natural, é um quelante promissor capaz de libertar o TGFei da dentina do canal radicular e tem mais actividade biológica em comparação com o EDTA a 17%.

2. A técnica de agitação mecânica é uma abordagem fiável para melhorar a libertação de factores de crescimento em procedimentos regenerativos.

3. O TGFei libertado induziu a migração das DPSCs e promoveu a sua proliferação a níveis de picogramas de uma forma dependente da concentração.

Recomendações

Recomenda-se a realização de novas investigações para

1. Avaliar a capacidade de diferentes concentrações de soluções de quitosano, bem como de outros condicionadores naturais da dentina, para libertar TGFei da dentina do canal radicular.

2. Analisar a quantidade de TGFei exposta após a utilização da agitação do XP-Endo Finisher.

3. Investigar o efeito do protocolo de agitação mecânica estudado na fixação das DPSCs à dentina do canal radicular, em comparação com outros meios de técnica de irrigação dinâmica.

Referências

1. **Murray PE, Garcia-Godoy F, Hargreaves KM.** Endodontia regenerativa: uma revisão do estado actual e um apelo à acção. J Endod. 2007; 33:377-90.
2. **Eramo S, Natali A, Pinna R, Milia E.** Regeneração da polpa dentária via homing celular. Int Endod J. 2018; 51:405-19.
3. **Smith AJ, Scheven BA, Takahashi Y, Ferracane JL, Shelton RM, Cooper PR.** Dentina como uma matriz extracelular bioactiva. Arch Oral Biol. 2012; 57:10921.
4. **Galler KM, Buchalla W, Hiller KA, Federlin M, Eidt A, Schiefersteiner M, et al.** Influência dos desinfectantes dos canais radiculares na libertação de factores de crescimento da dentina. J Endod. 2015; 41:363-8.
5. **Niwa T, Yamakoshi Y, Yamazaki H, Karakida T, Chiba R, Hu JC, et al.** A dinâmica do TGF-в na polpa dentária, odontoblastos e dentina. Sci Rep. 2018; 8:4450.
6. **Widbiller M, Eidt A, Hiller KA, Buchalla W, Schmalz G, Galler KM.** A activação ultra-sónica de irrigantes aumenta a libertação de factores de crescimento da dentina humana. Clin Oral Investig. 2017; 21:879-88.
7. **Wieckiewicz M, Boening KW, Grychowska N, Paradowska-Stolarz A.** Clinical Application of Chitosan in Dental Specialities. Mini Rev Med Chem. 2017; 17:401-9.
8. **Azim AA, Aksel H, Zhuang T, Mashtare T, Babu JP, Huang GT.** Eficácia de 4 Protocolos de Irrigação na Morte de Bactérias Colonizadas em Túbulos Dentinários Examinados por uma Nova Análise de Microscópio de Varrimento a Laser Confocal. J Endod. 2016; 42:928-34.
9. **Zhao Y, Fan W, Xu T, Tay FR, Gutmann JL, Fan B.** Avaliação de várias técnicas de instrumentação e métodos de irrigação sobre a percentagem de parede do canal intocada e detritos de dentina acumulados em canais em forma de C. Int Endod J. 2019; 52:1354-65.
10. **Trope M.** Tratamento do dente imaturo com uma polpa não vital e periodontite apical. Dent Clin. 2010; 54:313-24.
11. **Bose R, Nummikoski P, Hargreaves K.** Uma avaliação retrospectiva dos resultados radiográficos em dentes imaturos com sistemas de canais radiculares necróticos tratados com procedimentos endodônticos regenerativos. J Endod. 2009; 35:1343-49.
12. **Nygaard-Ostby B.** O papel do coágulo sanguíneo na terapia endodôntica. Um estudo histológico experimental. Acta Odontol Scand. 1961; 19:324-53.
13. **Jung C, Kim S, Sun T, Cho YB, Song M.** Regeneração da polpa-dentina: abordagens e desafios actuais. J Tissue Eng. 2019; 10:1-13.

14. **Siqueira Jr JF, Ro^as IN.** Implicações clínicas e microbiologia da persistência bacteriana após procedimentos de tratamento. J Endod. 2008; 34:1291-130.

15. **Peters LB, Wesselink PR, Buijs JF, Van Winkelhoff AJ.** Bactérias viáveis nos túbulos dentinários radiculares de dentes com periodontite apical. J Endod. 2001; 27:76-81.

16. **Kakoli P, Nandakumar R, Romberg E, Arola D, Fouad AF.** O efeito da idade na penetração bacteriana da dentina radicular. J Endod. 2009; 35:78-81.

17. **Wu MK, Dummer PM, Wesselink PR.** Consequências e estratégias para lidar com a infecção residual do canal radicular pós-tratamento. Int Endod J. 2006; 39:343-56.

18. **Haapasalo M, Shen YA.** Opções terapêuticas actuais para biofilmes endodônticos. Endod Topics. 2010; 22:79-98.

19. **Fabricius L, Dahlen G, Sundqvist G, Happonen RP, Moller AJ.** Influência das bactérias residuais na cicatrização do tecido periapical após tratamento quimomecânico e obturação radicular de dentes de macaco infectados experimentalmente. Eur J Oral Sci. 2006; 114:278-85.

20. **Iwaya SI, Ikawa M, Kubota M.** Revascularização de um dente permanente imaturo com periodontite apical e tracto sinusal. Dent Traumatol. 2001; 17:185-7.

21. **Fouad AF.** O desafio microbiano para a regeneração pulpar. Adv Dent Res. 2011; 23:285-9.

22. **Lin LM, Shimizu E, Gibbs JL, Loghin S, Ricucci D.** Observações histológicas e histobacteriológicas de uma terapia de revascularização/revitalização falhada: relato de um caso. J Endod. 2014; 40:291-5.

23. Considerações clínicas da AAE para um procedimento regenerativo. Disponível online: https://www.aae.org/specialty/wp-content/uploads/sites/2/2018/06/ConsiderationsF_orRegEndo_AsOfApril2018.pdf (acedido em 26 de Julho de 2019)

24. **Vianna ME, Horz HP, Gomes BP, Conrads G.** Avaliação in vivo da redução microbiana após o preparo quimio-mecânico de canais radiculares humanos contendo tecido pulpar necrótico. Int Endod J. 2006; 39:484-92.

25. **Martinho FC, Gomes BP.** Quantificação de endotoxinas e bactérias cultiváveis na infecção do canal radicular antes e após o preparo quimiomecânico com hipoclorito de sódio a 2,5%. J Endod. 2008; 34:268-72.

26. **Hand RE, Smith ML, Harrison JW.** Análise do efeito da diluição na propriedade de dissolução de tecido necrótico do hipoclorito de sódio. J Endod. 1978; 4:604.

27. **Yang SF, Rivera EM, Baumgardner KR, Walton RE, Stanford C.** Anaerobic tissue-dissolving abilities of calcium hydroxide and sodium hypochlorite. J Endod. 1995; 21:613-6.

28. **Trevino EG, Patwardhan AN, Henry MA, Perry G, Dybdal-Hargreaves N, Hargreaves KM, et al.** Efeito dos irrigantes na sobrevivência das células estaminais humanas da papila apical num scaffold de plasma rico em plaquetas em pontas de raízes humanas. J Endod. 2011; 37:1109-15.

29. **Martin DE, De Almeida JF, Henry MA, Khaing ZZ, Schmidt CE, Teixeira FB, et al.** Efeito concentração-dependente do hipoclorito de sódio na sobrevivência e diferenciação das células estaminais da papila apical. J Endod. 2014; 40:51-5.

30. **Zhao S, Sloan AJ, Murray PE, Lumley PJ, Smith AJ.** Localização ultra-estrutural da exposição do TGF-в na dentina por tratamento químico. Histochem J. 2000; 32:489-94.

31. **Marending M, Luder HU, Brunner TJ, Knecht S, Stark WJ, Zehnder M.** Effect of sodium hypochlorite on human root dentine-mechanical, chemical and structural evaluation. Int Endod J. 2007; 40:786-93.

32. **Hulsmann M, Heckendorff M, Lennon A.** Chelating agents in root canal treatment: mode of action and indications for their use. Int Endod J. 2003; 36:810-30.

33. **Saif S, Carey CM, Tordik PA, McClanahan SB.** Effect of irrigants and cementum injury on diffusion of hydroxyl ions through the dentinal tubules (Efeito dos irrigantes e da lesão do cemento na difusão dos iões hidroxilo através dos túbulos dentinários). J Endod. 2008; 34:50-2.

34. **Gopikrishna V, Venkateshbabu N, Krithikadatta J, Kandaswamy D.** Avaliação do efeito do MTAD em comparação com o EDTA quando utilizado como enxaguamento final na resistência ao cisalhamento de três selantes endodônticos à dentina. Aust Endod J. 2011; 37:12-7.

35. **Graham L, Cooper PR, Cassidy N, Nor JE, Sloan AJ, Smith AJ.** O efeito do hidróxido de cálcio na solubilização dos componentes bioactivos da matriz dentinária. Biomaterials. 2006; 27:2865-73.

36. **Galler KM, D'Souza RN, Federlin M, Cavender AC, Hartgerink JD, Hecker S, et al.** O condicionamento da dentina codetermina o destino das células na endodontia regenerativa. J Endod. 2011; 37:1536-41.

37. **Goncalves LF, Fernandes AP, Cosme-Silva L, Colombo FA, Martins NS, Oliveira TM, et al.** Efeito do EDTA no TGF-ei liberado da matriz dentinária e sua influência na migração de células-tronco da polpa dentária. Braz Oral Res. 2016; 30:e131.

38. **Galler KM, Widbiller M, Buchalla W, Eidt A, Hiller KA, Hoffer PC, et**

al. O condicionamento da dentina com EDTA promove a adesão, migração e diferenciação das células estaminais da polpa dentária. Int Endod J. 2016; 49:581-90.

39. **Kim SG.** Infecção e regeneração da polpa. Dent J (Basel). 2016; 4:4.

40. **Jaiswal N, Sinha DJ, Singh UP, Singh K, Jandial UA, Goel S.** Evaluation of antibacterial efficacy of chitosan, chlorhexidine, propolis and sodium hypochlorite on Enterococcus faecalis biofilm: Um estudo in vitro. J Clin Exp Dent. 2017; 9:e1066- e1074.

41. **Elgendy AA, Fayyad DM.** Viabilidade celular e alterações apoptóticas das células estaminais da polpa dentária tratadas com própolis, quitosana e seus nano homólogos. Tanta Dent J. 2017; 14:198-207.

42. **Kumar MN.** A review of chitin and chitosan applications. React Funct Polym. 2000; 46:1-27.

43. **Goy RC, Britto DD, Assis OB.** Uma revisão da atividade antimicrobiana da quitosana. Polymers. 2009; 19:241-7.

44. **Kmiec M, Pighinelli L, Tedesco MF, Silva MM, Reis V.** Propriedades e aplicações do quitosano em medicina dentária. Adv Tissue Eng Regen Med Acesso Aberto. 2017; 2:205-11.

45. **Ikinci G, §"enel S, Akincibay H, Kas S, Erci$ S, Wilson CG, et al.** Effect of chitosan on a periodontal pathogen Porphyromonas gingivalis. Int J Pharm. 2002; 235:121-7.

46. **Yadav P, Chaudhary S, Saxena RK, Talwar S, Yadav S.** Evaluation of Antimicrobial and Antifungal efficacy of Chitosan as endodontic irrigant against Enterococcus Faecalis and Candida Albicans Biofilm formed on tooth substrate. J Clin Exp Dent. 2017; 9:e361-e7.

47. **Ballal NV, Kundabala M, Bhat KS, Acharya S, Ballal M, Kumar R, et al.** Susceptibilidade de Candida albicans e Enterococcus faecalis ao quitosano, gluconato de clorexidina e sua combinação in vitro. Aust Endod J. 2009; 35:29-33.

48. **Ballal NV, Shavi GV, Kumar R, Kundabala M, Bhat KS.** Libertação sustentada in vitro de iões de cálcio e manutenção do pH a partir de diferentes veículos contendo hidróxido de cálcio. J Endod. 2010; 36:862-6.

49. **Silva PV, Guedes DF, Pecora JD, Cruz-Filho AM.** Efeitos tempo-dependentes da quitosana nas estruturas dentinárias. Braz Dent J. 2012; 23:357-61.

50. **Silva PV, Guedes DF, Nakadi FV, Pecora JD, Cruz-Filho AM.** Quitosana: uma nova solução para remoção da smear layer após instrumentação do canal radicular. Int Endod J. 2013; 46:332-8.

51. **Mathew SP, Pai VS, Usha G, Nadig RR.** Avaliação comparativa da

remoção da smear layer pelo quitosano e pelo ácido etilenodiamino tetra-acético quando utilizados como irrigantes e o seu efeito na dentina radicular: Uma análise in vitro por microscopia de força atómica e raios X dispersivos em energia. J Conserv Dent. 2017; 20:245-50.

52. **Mittal A, Dadu S, Yendrembam B, Abraham A, Singh NS, Garg P.** Comparação de novas soluções de irrigação na remoção da smear layer e na quelação de iões de cálcio do canal radicular: um estudo in vitro. Endodontologia. 2018; 30:55-61.

53. **Pivatto K, Pedro FL, Guedes OA, Silva AF, Piva E, Pereira TM, et al.** Citotoxicidade de agentes quelantes utilizados em endodontia e sua influência nas MMPs das membranas celulares. Braz Dent J. 2020; 31:32-6.

54. **Shrestha S, Torneck CD, Kishen A.** Dentin conditioning with bioactive molecule releasing nanoparticle system enhances adherence, viability, and differentiation of stem cells from apical papilla. J Endod. 2016; 42:717-23.

55. **El Kafy HA, Fawzy MI, Bastawy HA.** Resposta de Dentes Permanentes Imaturos com Polpa Necrótica e Periodontite Apical a Dois Protocolos de Revascularização. ADJG 2018; 5: 205-12.

56. **Diógenes A, Henry MA, Teixeira FB, Hargreaves KM.** Uma actualização da endodontia regenerativa clínica. Endod Topics. 2013; 28:2-23.

57. **Mohammadi Z, Dummer PM.** Propriedades e aplicações do hidróxido de cálcio em endodontia e traumatologia dentária. Int Endod J. 2011; 44:697730.

58. **Kitikuson P, Srisuwan T.** Capacidade de fixação de células da papila apical humana a superfícies de dentina radicular tratadas com 3Mix ou hidróxido de cálcio. J Endod. 2016; 42:89-94.

59. **Alghilan MA, Windsor LJ, Palasuk J, Yassen GH.** Fixação e proliferação de células estaminais da polpa dentária em dentina tratada com diferentes protocolos endodônticos regenerativos. Int Endod J. 2017; 50:667-75.

60. **Yassen GH, Chu TM, Eckert G, Platt JA.** Effect of medicaments used in endodontic regeneration technique on the chemical structure of human immature radicular dentin: an in vitro study (Efeito dos medicamentos utilizados na técnica de regeneração endodôntica na estrutura química da dentina radicular imatura humana: um estudo in vitro). J Endod. 2013; 39: 269-73.

61. **Yassen GH, Eckert GJ, Platt JA.** Effect of intracanal medicaments used in endodontic regeneration procedures on microhardness and chemical structure of dentin. Restor Dent Endod. 2015; 40:104-12.

62. **Sabrah AH, Yassen GH, Liu WC, Goebel WS, Gregory RL, Platt JA.** The effect of diluted triple and double antibiotic pastes on dental pulp stem cells and established Enterococcus faecalis biofilm. Clin Oral Investig. 2015; 19:2059-66.

63. **Althumairy RI, Teixeira FB, Diogenes A.** Efeito do condicionamento da dentina com medicamentos intracanal na sobrevivência das células estaminais da papila apical. J Endod. 2014; 40:521-5.

64. **Reynolds K, Johnson JD, Cohenca N.** Revascularização da polpa de bicúspides bilaterais necróticas utilizando uma nova técnica modificada para eliminar a potencial descoloração coronal: um relato de caso. Int Endod J.2009; 42:84-92.

65. **Lenherr P, Allgayer N, Weiger R, Filippi A, Attin T, Krastl G.** Descoloração dentária induzida por materiais endodônticos: um estudo laboratorial. Int Endod J.2012; 45:942-9.

66. **Segura-Egea JJ, Gould K, Sen BH, Jonasson P, Cotti E, Mazzoni A, et al.** Declaração de posição da Sociedade Europeia de Endodontologia: o uso de antibióticos em endodontia. Int Endod J. 2018; 51:20-5.

67. **Kim SG, Malek M, Sigurdsson A, Lin LM, Kahler B.** Endodontia regenerativa: uma revisão abrangente. Int Endod J.2018; 51:1367-88.

68. **Sakai VT, Zhang Z, Dong Z, Neiva KG, Machado MA, Shi S, et al.** SHED diferenciam-se em odontoblastos funcionais e endotélio. J Dent Res. 2010; 89:791-6.

69. **Huang GT.** Engenharia e regeneração de tecidos de polpa dentária e dentina - avanços e desafios. Front Biosci (Elite Ed). 2011; 3:788-800.

70. **Iohara K, Imabayashi K, Ishizaka R, Watanabe A, Nabekura J, Ito M, et al.** Regeneração completa da polpa após pulpectomia por transplante de células estaminais CD105+ com factor-1 derivado de células estromais. Tissue Eng Part A. 2011; 17:191120.

71. **Mao JJ, Kim SG, Zhou J, Ye L, Cho S, Suzuki T, et al.** Endodontia regenerativa: barreiras e estratégias para a tradução clínica. Dent Clin North Am. 2012; 56:639-49.

72. **Nakashima M, Iohara K, Murakami M, Nakamura H, Sato Y, Ariji Y, et al.** Regeneração da polpa através do transplante de células estaminais da polpa dentária na pulpite: um estudo clínico piloto. Stem Cell Res Ther. 2017; 8:61.

73. **Andreas K, Sittinger M, Ringe J.** Toward in situ tissue engineering: chemokine-guided stem cell recruitment. Trends Biotechnol. 2014; 32:483-92.

74. **Shimizu E, Jong G, Partridge N, Rosenberg PA, Lin LM.** Observação histológica de um dente permanente imaturo humano com pulpite irreversível após procedimento de revascularização/regeneração. J Endod. 2012; 38:1293-7.

75. **Piva E, Silva AF, Nor JE.** Scaffolds funcionalizados para controlar o destino das células estaminais da polpa dentária. J Endod. 2014; 40:S33-40.

76. **Kim JY, Xin X, Moioli EK, Chung J, Lee CH, Chen M, , et al.**

Regeneration of dental-pulp-like tissue by chemotaxis-induced cell homing. Tissue Eng Part A. 2010; 16:3023-31.

77. **Suzuki T, Lee CH, Chen M, Zhao W, Fu SY, Qi JJ, et al.** Migração induzida de células estaminais da polpa dentária para regeneração da polpa in vivo. J Dent Res. 2011; 90:1013-8.

78. **Nagy MM, Tawfik HE, Hashem AA, Abu-Seida AM.** Potencial regenerativo de dentes permanentes imaturos com polpas necróticas após diferentes protocolos regenerativos. J Endod. 2014; 40:192-8.

79. **Couve E, Osorio R, Schmachtenberg O.** The amazing odontoblast: activity, autophagy, and aging (O incrível odontoblasto: actividade, autofagia e envelhecimento). J Dent Res. 2013; 92:765-72.

80. **Baker SM, Sugars RV, Wendel M, Smith AJ, Waddington RJ, Cooper PR, et al.** Interacções TGF-e/matriz extracelular na matriz da dentina: um papel na regulação do sequestro e protecção da bioactividade. Calcif Tissue Int. 2009; 85:66-74.

81. **Tomson PL, Grover LM, Lumley PJ, Sloan AJ, Smith AJ, Cooper PR.** Dissolução dos componentes bioactivos da matriz da dentina pelo agregado de trióxido mineral. J Dent 2007; 35:636-42.

82. **Sadaghiani L, Gleeson HB, Youde S, Waddington RJ, Lynch CD4, Sloan AJ.** Liberação do fator de crescimento e resposta do DPSC após o condicionamento da dentina. J Dent Res. 2016; 95:1298-307.

83. **Ivica A, Zehnder M, Mateos JM, Ghayor C, Weber FE.** Biomimetic Conditioning of Human Dentin Using Citric Acid (Condicionamento biomimético da dentina humana utilizando ácido cítrico). J Endod. 2019; 45:45-50.

84. **Zeng Q, Nguyen S, Zhang H, Chebrolu HP, Alzebdeh D, Badi MA, et al.** Libertação de Factores de Crescimento no Canal Radicular por Irrigação em Endodontia Regenerativa. J Endod. 2016; 42:1760-6.

85. **Chae Y, Yang M, Kim J.** Libertação de TGF-ei em canais radiculares com vários irrigantes finais em endodontia regenerativa: uma análise in vitro. Int Endod J. 2018; 51:1389-97.

86. **Prompreecha S, Sastraruji T, Louwakul P, Srisuwan T.** Dynamic Irrigation Promotes Apical Papilla Cell Attachment in an Ex Vivo Immature Root Canal Model. J Endod. 2018; 44:744-50.

87. **Turkaydin D, Demir E, Basturk FB, Ovecoglu HS.** Eficácia do finalizador XP-Endo na remoção de pasta antibiótica tripla de canais radiculares imaturos. J Endod. 2017; 43:1528-31.

88. **Melin M, Joffre-Romeas A, Farges JC, Couble ML, Magloire H, Bleicher F.** Efeitos do TGFe 1 nas células da polpa dentária em culturas de

fatias de dentes humanos. J Dent Res. 2000; 79:1689-96.

89. **Fuchs El, Segre JA.** Stem cells: a new lease on life. Cell. 2000; 100(1):143- 55.

90. **Sedgley CM, Botero TM.** Células estaminais dentárias e suas fontes. Dent Clin North Am. 2012; 56:549-61.

91. **Aydin S, §"ahin F.** Células estaminais derivadas de tecidos dentários. Adv Exp Med Biol. 2019; 1144:123-32.

92. **Gronthos S, Mankani M, Brahim J, Robey PG, Shi S.** Células estaminais pós-natais da polpa dentária humana (DPSCs) in vitro e in vivo. Proc Natl Acad Sci U S A. 2000; 97:13625-30.

93. **Miura M, Gronthos S, Zhao M, Lu B, Fisher LW, Robey PG, et al.** SHED: células estaminais de dentes decíduos esfoliados humanos. Proc Natl Acad Sci U S A. 2003; 100:5807-12.

94. **Shoi K, Aoki K, Ohya K, Takagi Y, Shimokawa H.** Caracterização das células estaminais da polpa e do folículo de incisivos superiores supranumerários impactados. Pediatr Dent 2014; 36: 79-84.

95. **Huang GT, Shagramanova K, Chan SW.** Formação de células semelhantes a odontoblastos a partir de células dc cultura de polpa dentária humana sobre dentina in vitro. J Endod. 2006; 32:106673.

96. **Shi S, Gronthos S.** Nicho perivascular de células estaminais mesenquimais pós-natais na medula óssea humana e na polpa dentária. J Bone Miner Res. 2003; 18:696-704.

97. **Goldberg M, Smith AJ.** Células e matrizes extracelulares da dentina e polpa: base abiológica para reparação e engenharia de tecidos. Crit Rev Oral Biol Med.2004; 15:13-27.

98. **Yu J, He H, Tang C, Zhang G, Li Y, Wang R, et al.** O potencial de diferenciação das células estaminais da polpa dentária STRO-1+ muda durante a passagem das células. BMC Cell Biol. 2010; 11:32.

99. **Daltoe FP, Mendonça PP, Mantesso A, Deboni MC.** Podem as SHED ou DPSCs ser usadas para reparar/regenerar tecidos não dentários? Uma revisão sistemática de estudos in vivo. Braz Oral Res. 2014; 28:1-7.

100. **Morad G, Kheiri L, Khojasteh A.** Células estaminais da polpa dentária para regeneração óssea in vivo: uma revisão sistemática da literatura. Arch Oral Biol. 2013; 58:181827.

101. **Laino G, Graziano A, d'Aquino R, Pirozzi G, Lanza V, Valiante S, et al.** Uma fonte acessível de células estaminais adultas humanas para a engenharia de tecidos duros. J Cell Physiol. 2006; 206:693-701.

102. **Alongi DJ1, Yamaza T, Song Y, Fouad AF, Romberg EE, Shi S, et al.** As células estaminais/progenitoras da polpa dentária humana inflamada mantêm

o potencial de regeneração dos tecidos. Regen Med. 2010; 5:617-31.

103. **Lin SL, Chang WJ, Lin CY, Hsieh SC, Lee SY, Fan KH.** O campo magnético estático aumenta a taxa de sobrevivência das células estaminais da polpa dentária durante a criopreservação sem DMSO. Electromagn Biol Med. 2015; 34:302-8.

104. **Huang GT, Sonoyama W, Chen J, Park SH.** Caracterização in vitro de células da polpa dentária humana: vários métodos de isolamento e ambientes de cultura. Cell Tissue Res. 2006; 324:225-36.

105. **Hilkens P, Gervois P, Fanton Y, Vanormelingen J, Martens W, Struys T, et al.** Efeito da metodologia de isolamento nas propriedades das células estaminais e no potencial de diferenciação multilinear das células estaminais da polpa dentária humana. Cell Tissue Res. 2013; 353:65-78.

106. **Rodas-Junco BA, Villicana C. Células estaminais da polpa dentária:** avanços actuais no isolamento, expansão e preservação. Tissue Eng Regen Med. 2017; 14:333-47.

107. **Govindasamy V, Ronald VS, Totey S, Din SB, Mustafa WM, Totey S.** A micromanipulação do nicho de cultura permite a expansão a longo prazo das células estaminais da polpa dentária - um ângulo económico e comercial. In Vitro Cell Dev Biol Anim. 2010; 46:764-73.

108. **Lopez-Cazaux S, Bluteau G, Magne D, Lieubeau B, Guicheux J, Alliot-Licht B.** O meio de cultura modula o comportamento das células derivadas da polpa dentária humana: nota técnica. Eur Cell Mater. 2006; 11:35-42.

109. **Begue-Kirn C1, Smith AJ, Ruch JV, Wozney JM, Purchio A, Hartmann D.** Efeitos das proteínas da dentina, do factor de crescimento transformador beta 1 (TGF beta 1) e da proteína morfogenética óssea 2 (BMP2) na diferenciação de odontoblastos in vitro. Int J Dev Biol. 1992; 36:491-503.

110. **Liu J, Jin T, Ritchie HH, Smith AJ, Clarkson BH.** Diferenciação e mineralização in vitro de células da polpa dentária humana induzidas por extracto de dentina. In Vitro Cell Dev Biol Anim. 2005; 41:232-8.

111. **Davies OG, Cooper PR, Shelton RM, Smith AJ, Scheven BA.** A comparison of the in vitro mineralisation and dentinogenic potential of mesenchymal stem cells derived from adipose tissue, bone marrow and dental pulp. J Bone Miner Metab. 2015; 33:371-82.

112. **Wang J, Liu X, Jin X, Ma H, Hu J, Ni L.** A diferenciação odontogénica das células estaminais da polpa dentária humana em suportes nanofibrosos de poli (ácido L-láctico) in vitro e in vivo. Acta Biomater. 2010; 6:3856-63.

113. **Park SJ, Li Z, Hwang IN, Huh KM, Min KS.** O suporte de hidrogel termo-responsivo à base de glicol quitina suplementado com derivado de matriz

de esmalte promove a diferenciação odontogénica de células da polpa dentária humana. J Endod. 2013; 39:1001-7.

114. **Pang NS, Lee SJ2, Kim E2, Shin DM3, Cho SW3, Park W.** Efeito do EDTA na fixação e diferenciação das células estaminais da polpa dentária. J Endod. 2014; 40:811-7.

115. **Zhang R, Cooper PR, Gay S, Nor JE, Smith AJ.** Angiogenic activity of dentin matrix components. J Endod. 2011; 37:26-30.

116. **Karakaya I, Ulusoy N. Noções** básicas de engenharia de tecidos de polpa de dentina. AIMS Bioengineering. 2018; 5:162-78.

117. **Perry BC, Zhou D, Wu X, Yang FC, Byers MA, Chu TM, et al.** Recolha, criopreservação e caracterização de células estaminais mesenquimais derivadas da polpa dentária humana para uso bancário e clínico. Tissue Eng Part C Methods. 2008; 14:149-56.

118. **Saeed MA, El-Rahman MA, Helal ME, Zaher AR, Grawish ME.** Eficácia do Exsudado de Fibrina Rica em Plaquetas Humanas vs Soro Fetal Bovino na Proliferação e Diferenciação de Células Estaminais da Polpa Dentária. Int J Stem Cells. 2017; 10:38-47.

119. **Motawei SM, El-Zehary RR, Shleiwi A.** ABO Blood Grouping from Dentin and Pulp of Fresh and Aged Teeth by Modified Absorption-Elution Technique. EDJ. 2018; 64:2251-61.

120. **Ring KC, Murray PE, Namerow KN, Kuttler S, Garcia-Godoy F.** A comparação do efeito da irrigação endodôntica na adesão das células à dentina do canal radicular. J Endod. 2008; 34:1474-9.

121. **Goldberg R, Kishore N, Lennen R.** Quantidades Termodinâmicas para as Reacções de Ionização de Tampões. J. Phys Chem Ref Data 2002; 31:231-370.

122. **Amir LR, Suniarti DF, Utami S, Abbas B.** O quitosano como potencial factor osteogénico em comparação com a dexametasona em células estromais da polpa dentária de macacos em cultura. Cell Tissue Res. 2014; 358:407-15.

123. **Nakashima M.** The effects of growth factors on DNA synthesis, proteoglycan synthesis and alkaline phosphatase activity in bovine dental pulp cells. Arch Oral Biol. 1992; 37:231-6.

124. **Shirakawa M, Shiba H, Nakanishi K, et al.** O factor de crescimento transformador beta-1 reduz o ARNm e a actividade da fosfatase alcalina e estimula a proliferação celular em culturas de células da polpa dentária humana. J Dent Res. 1994; 73:1509-14.

125. **Shiba H, Fujita T, Doi N, et al.** Differential effects of various growth factors and cytokines on the syntheses of DNA, type I collagen, laminin, fibronectin, osteonectin/secreted protein, acidic and rich in cysteine (SPARC),

and alkaline phosphatase by human pulp cells in culture. J Cell Physiol. 1998; 174:194-205.

126. **Sloan AJ, Smith AJ.** Estimulação do complexo dentina-polpa dos dentes incisivos de rato pelo factor de crescimento transformador beta isoformas 1-3 in vitro. Arch Oral Biol. 1999; 44:149-56.

127. **Howard C, Murray PE, Namerow KN.** Migração de células estaminais da polpa dentária. J Endod. 2010; 36:1963-6.

128. **Deniz Sungur D, Aksel H, Ozturk S, Yilmaz Z, Ulubayram K.** Efeito do condicionamento da dentina com ácido fítico ou ácido etidrónico na libertação de factores de crescimento, migração e viabilidade das células estaminais da polpa dentária. Int Endod J. 2019; 52:838-46.

129. **Justus CR, Leffler N, Ruiz-Echevarria M, Yang LV.** Ensaios de migração e invasão de células in vitro. J Vis Exp. 2014; 88:e51046.

130. **Ururahy MS, Curylofo-Zotti FA, Galo R, Nogueira LF, Ramos AP, Corona SA.** Molhabilidade e morfologia superficial da dentina erodida tratada com quitosana. Arch Oral Biol. 2017; 75:68-73.

131. **Ozlek E, Rath PP, Kishen A, Neelakantan P.** Um irrigante à base de quitosano melhora a resistência à deslocação de um selante de canal radicular híbrido de resina e agregado de trióxido mineral. Clin Oral Investig. 2020; 24:151-6.

132. **Shao MY, Fu ZS, Cheng R, Yang H, Cheng L, Wang FM, et al.** A presença de túbulos dentinários abertos afecta as propriedades biológicas das células da polpa dentária ex vivo. Mol Cells. 2011; 31:65-71.

133. **Atesci AA, Avci CB, Tuglu MI, Ozates Ay NP, Eronat AC.** Effect of Different Dentin Conditioning Agents on Growth Factor Release, Mesenchymal Stem Cell Attachment and Morphology (Efeito de diferentes agentes condicionadores da dentina na libertação de factores de crescimento, fixação e morfologia das células estaminais mesenquimais). J Endod. 2020; 46:200-8

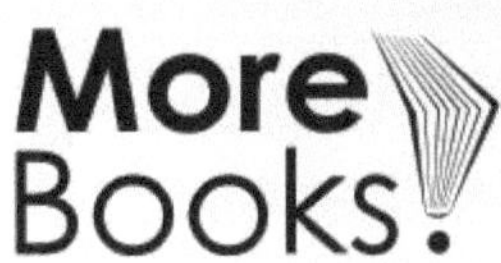
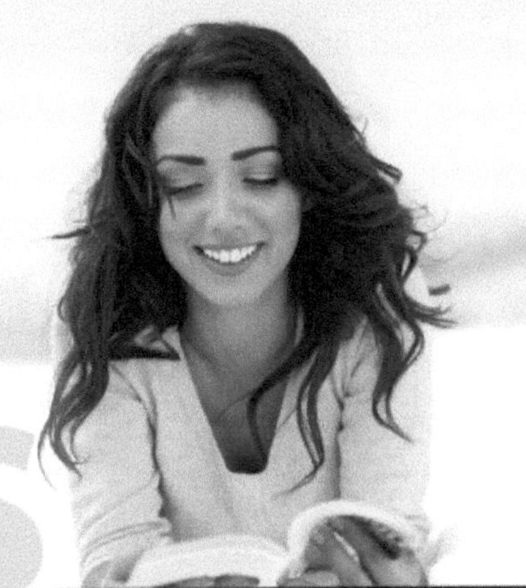

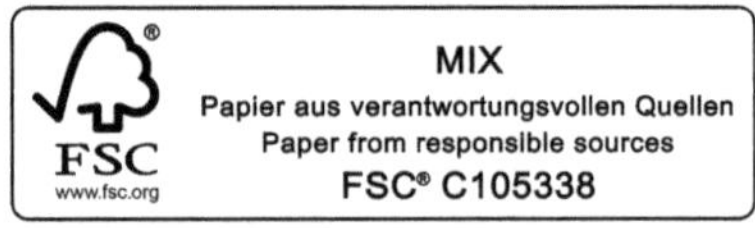

Printed by Books on Demand GmbH, Norderstedt / Germany